Jörn Dahler, Michael Teut, Christian Lucae
Homöopathie bei Heuschnupfen

Forum Homöopathie

Homöopathie bei Heuschnupfen

Jörn Dahler, Michael Teut, Christian Lucae

3., bearbeitete Auflage

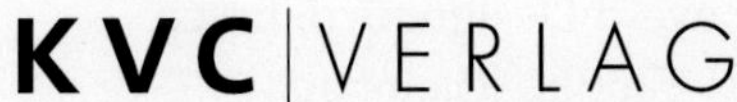

KVC Verlag | NATUR UND MEDIZIN e. V.
Am Deimelsberg 36, 45276 Essen
Tel.: (0201) 56305 70, Fax: (0201) 56305 60
www.kvc-verlag.de

Dahler, Jörn; Teut, Michael; Lucae, Christian
Homöopathie bei Heuschnupfen

Wichtiger Hinweis: Für Angaben über Dosierungsanweisungen und Applikationsformen kann vom Verlag keine Gewähr übernommen werden. Jede Dosierung oder Applikation erfolgt auf eigene Gefahr des Benutzers.

ISBN 978-3-96562-016-2

3., bearbeitete Auflage
(1. Auflage: Hippokrates Verlag Stuttgart 2009)
Coverbild: © linjerry – Fotolia.com

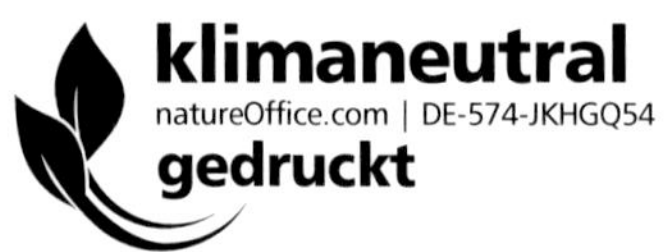

Umschlaggestaltung: eye-d Designbüro, Essen
Druck: Union Betriebs-GmbH, Rheinbach

Vorwort

Ein Viertel der Bevölkerung Mitteleuropas leidet im Laufe des Lebens unter Heuschnupfen. Die Homöopathie bietet eine hilfreiche Therapiealternative zur konventionellen Therapie. Als „Bewährte Indikation" (Galphimia glauca) ist ihre Wirksamkeit belegt, als Isopathie ist sie gut wissenschaftlich untersucht.

Ziel dieses Leitfadens ist es, dem homöopathischen Praktiker ein verlässliches und pragmatisches Therapiewerkzeug an die Hand zu geben. Im Zentrum steht die klassische Homöopathie: Die Arzneiwahl wird aufgrund der individuellen Symptome soweit eingegrenzt, dass die homöopathische Arznei leicht gefunden werden kann.

Zum Einstieg ins Thema beginnt das vorliegende Buch mit knappen Darstellungen zu Geschichte und Krankheitsbild des Heuschnupfens, erläutert die konventionellen Therapiemöglichkeiten und die homöopathische Behandlung samt verwandter Verfahren und stellt die aktuellen wissenschaftlichen Studien dazu im Überblick vor.

Herzstück dieses Leitfadens sind die Materia medica und das Repertorium: Sie enthalten 35 homöopathische Arzneien, die sich bei der Behandlung des Heuschnupfens sehr bewährt haben. Darunter finden sich auch vergleichsweise neue oder „kleine" Arzneimittel wie Ambrosia artemisiifolia, Luffa operculata oder Galphimia glauca, die in bisherigen Arzneimittellehren noch kaum Berücksichtigung fanden. Auf vielfältigen Wunsch hin wurden weitere Arzneien in die 2. Auflage aufgenommen: Natrium carbonicum, Phosphorus und Sulphur. Naturgemäß ist damit der große Fundus der homöopathischen Materia medica noch längst nicht ausgeschöpft. Nach sorgfältiger Abwägung haben wir uns aber entschieden, es bei dieser bewährten Zusammenstellung zu belassen, da eine zu große Zahl an Arzneien die Treffsicherheit verringern könnte.

Insbesondere die Wirksamkeit von Galphimia glauca bei Heuschnupfen wurde von Dr. Markus Wiesenauer in zahlreichen wissenschaftlichen Studien mit Unterstützung der Karl und Veronica Carstens-Stiftung eindrucksvoll nachgewiesen. Darüber hinaus werden die

Ergebnisse der Arzneimittelprüfung von Galphimia glauca in das Buch aufgenommen.

Über viele Jahre hinweg wurde allmählich ein „Heuschnupfen-Repertorium“ aus Arzneimittelprüfungen, Materia medica und eigenen Kasuistiken zusammengestellt und auf die wesentlichen Rubriken und Arzneien hin kondensiert. Es enthält alle wichtigen Einträge aus verlässlichen Quellen und ergänzt die Arzneimittellehre. Beispiele aus der Praxis der Autoren verdeutlichen die praktische Anwendung von Repertorium und Materia medica anschaulich.

Wir freuen uns, für dieses Buch seit 2017 eine Heimat im KVC Verlag gefunden zu haben, und wir wünschen uns, dass sich auch die vorliegende Auflage in der täglichen Anwendung bewähren und die homöopathische Therapie des Heuschnupfens verbessern wird.

Bad Nauheim, Berlin und Baldham
Jörn Dahler, Michael Teut, Christian Lucae

Inhalt

1 Einführung

1.1 Zur Geschichte des Heuschnupfens

Bereits in griechischen Schriften stößt man auf Schilderungen von Symptomen, die einem allergischen Asthma gleichen. Konkrete Beschreibungen der allergischen Rhinitis sind erst in der Neuzeit nachzuweisen. Eine als Vorläuferform des Heuschnupfens angesehene Erkrankung findet sich in der Mitte des 16. Jahrhunderts: Niesen, Juckreiz in der Nase und Atembeschwerden in der Gegenwart von Rosen wurde als sogenannter „rose cold" (deutsch etwa: „Rosenschnupfen") bezeichnet.

Aus dem 17. Jahrhundert gibt es Schilderungen einer alljährlich wiederkehrenden, einer allergischen Rhinitis gleichenden Erkrankung, deren Ursache man aber noch nicht erkannt hatte. Zunächst musste sich die Erkenntnis durchsetzen, dass Schnupfen eine Sekretion der Nasenschleimhaut ist und nicht etwa ein Ausfluss des Gehirns.

Erste Beschreibungen des Heuschnupfens (engl. „hay fever") als einheitliches Krankheitsbild finden sich Ende des 18. und Anfang des 19. Jahrhunderts bei William Heberden (1710–1801) und John Bostock (1773–1846). Letzterer sprach auch von einem „catarrhus aestivus" (Sommerkatarrh). Philipp Phoebus (1804–1880), Pharmakologe an der Universität Gießen, schrieb im Jahre 1859 über das „Heu-Asthma", wenig später erschien sein Artikel „Der typische Frühsommerkatarrh".

Die bahnbrechende Arbeit zur Erforschung des Heuschnupfens publizierte der Londoner Arzt Charles H. Blackley (1820–1900) im Jahre 1873. Darin wurde der Beweis erbracht, dass die Inhalation von Pollen die Ursache der allergischen Rhinitis darstellt. Außerdem beobachte Blackley die extrem niedrige Prävalenz des Heuschnupfens in der bäuerlichen Bevölkerung und folgerte, dass die ständige Exposition gegenüber Pollen diese Menschen unempfindlich mache. Blackley war homöopathischer Arzt und litt selbst unter Heuschnupfen. Nach wenig erfolgreichen Behandlungsversuchen mit homöopathischen Arzneien entwickelte er verdünnte Pollenaufschwemmungen. Damit war das heutige therapeutische Prinzip der Hyposensibilisierung vorweggenommen.

Samuel Hahnemann (1755–1843), der die Begriffe Heuschnupfen und Allergie noch nicht kannte, deutete die Möglichkeit einer Allergieneigung im §117 des *Organon* zumindest an und benutzte dafür den Begriff „Idiosyncrasie“. In einer Fußnote zu diesem Paragraphen steht: „Einige wenige Personen können vom Geruche der Rosen in Ohnmacht fallen […]“. In der homöopathischen Literatur finden wir entsprechende Beschreibungen des erwähnten Rosenschnupfens, und bis heute ist die Rubrik „nose – coryza – rose cold“ in den Repertorien überliefert (z. B. im Kent-Repertorium mit den Arzneien All-c., Sabad., Sang., Tub., Wye.).

Im 19. Jahrhundert brachte die amerikanische Homöopathie einige Arbeiten zur Allergiebehandlung hervor. So berichtete beispielsweise Charles Frederick Millspaugh (1854–1923) im Jahre 1889 erstmals über die Behandlung des Heuschnupfens mit Ambrosia artemisiifolia C3. Grant L. Selfridge (1863–1951) führte Versuche zur Desensibilisierung mittels Pollenextrakten durch und empfahl eine prophylaktische Behandlung des Heuschnupfens.

Erste erfolgreiche Behandlungen des Heuschnupfens mittels klassischer Homöopathie wurden vom amerikanischen Homöopathen E. B. Nash (1838–1917) beschrieben. Selbst über Jahrzehnte an Heuschnupfen leidend, beschrieb er erfolgreiche Behandlungen mit Lachesis, Gelsemium, Carbo vegetabilis, Sticta und andere. In der folgenden Zeit wurden weitere Erfahrungen bei der Therapie des Heuschnupfens gesammelt, welche sich in der Kent-Rubrik „nose – coryza – annual (hay fever)“ widerspiegeln. Während in der letzten Auflage des Kentschen Repertoriums rund 30 Arzneien zu finden waren, zählt man in modernen Repertorien bereits weit über 100 Arzneien: Die Rubrik „Nase – Heuschnupfen“ in der Synthesis Treasure Edition/ RADAR 10 enthält beispielsweise 125 Arzneimittel.

Der Begriff „Allergie“ wurde erst im Jahre 1906 durch die damals in Wien tätigen Kinderärzte Clemens von Pirquet (1874–1929) und Béla Schick (1877–1967) eingeführt. Schließlich spielt das Jahr 1911 eine wichtige Rolle in der Geschichte der Allergologie: Noon und Freeman beschrieben erstmals die Desensibilisierung von Patienten mit Allergien („Prophylactic Inoculation against Hay Fever"). Sie formulierten die These, dass das Polleneiweiß Toxincharakter habe und dadurch die Erscheinungen hervorrufe, außerdem wurde das Heufieber als Ausdruck einer „Pollengiftidiosynkrasie" gesehen.

1.2 Die allergische Rhinitis

1.2.1 Definition

Die allergische Rhinitis ist definiert als eine symptomatische Überempfindlichkeitsreaktion der Nase, bei der es durch den Kontakt mit Allergenen unter der Vermittlung von Immunglobulin E zu einer entzündlichen Schleimhautreaktion kommt. Im allgemeinen Sprachgebrauch ist der Terminus „Heuschnupfen" üblich, der genau genommen eine durch Pollen ausgelöste, allergische Rhinokonjunktivitis meint. Im vorliegenden Werk wird „allergische Rhinitis" synonym mit „Heuschnupfen" verwendet.

Die Erkrankung ist mit einer Lebenszeitprävalenz von 23–30 % eine der häufigsten chronischen Krankheiten und zugleich die häufigste immunologische Erkrankung in Europa. Die Erkrankungshäufigkeit steigt seit vielen Jahren immer weiter an. So beträgt die Prävalenz bei dreijährigen Kindern nichtallergischer Eltern 6 %, bei 13- bis 14-Jährigen dagegen 24 %. Bei allergischen Eltern beträgt die Prävalenz 13 % bzw. 44 %.

Im Jahre 2000 betrugen die durch die allergische Rhinitis und Komorbiditäten hervorgerufenen sozioökonomischen Kosten allein in Deutschland 240 Millionen Euro, während alle allergischen Atemwegserkrankungen zusammen 5,1 Milliarden Euro Kosten verursachten. Im Jahr 2010 stiegen die Kosten auf rund 650 Millionen Euro, diejenigen der allergischen Atemwegserkrankungen auf mindestens 6–8 Milliarden Euro.

Die allergische Rhinitis tritt bei zwei Dritteln der Betroffenen gemeinsam mit anderen allergischen Erkrankungen auf, insbesondere mit:

- Asthma (43 %)
- Ekzemen (32 %)
- Nahrungsmittelallergien (29 %)
- Urtikaria (19 %)

Die Erkrankung beginnt meist im Kindesalter und hat bei vielen Betroffenen Auswirkungen auf schulische Leistungsfähigkeit, Sozial- und Arbeitsleben. Zwei Drittel der Patienten sind durch die Erkrankung in ihren täglichen Aktivitäten deutlich eingeschränkt und müssen ihren Alltag an die Erkrankung anpassen, ein Drittel aller Betroffenen fühlt sich ständig müde und abgeschlagen. Achtundachtzig Prozent der Betroffenen greifen zur Symptomlinderung zu Medikamenten, wobei meist Antihistaminika, Nasensprays und Augentropfen verwendet werden.

1.2.2 Klinik

Die wichtigsten Symptome der allergischen Rhinitis sind Niesen, Juckreiz, klare Sekretion und nasale Obstruktion. Bei der pollenbedingten allergischen Rhinitis kommt es häufig zu einer Begleitkonjunktivitis, bei milbenbedingter Rhinitis stehen nur die nasalen Symptome im Vordergrund.

Klinische Leitsymptome der allergischen Rhinitis
- Niesen
- Juckreiz
- Sekretion
- Obstruktion

Weitere (mögliche) klinische Symptome
- Husten
- Halsschmerzen
- Mundgeruch
- Lidödeme
- Näselnde Sprache

- Mundatmung
- Dyspnoe
- Schlafstörungen
- Nasale Hyperreaktivität
- Konzentrationsstörungen

Häufige Begleiterkrankungen
- Konjunktivitis
- Sinusitis
- Asthma
- Atopisches Ekzem (Neurodermitis)
- Nahrungsmittelallergien (Kreuzallergien)
- Rezidivierende Paukenergüsse
- Gedeihstörungen
- Eingeschränkte Leistungsfähigkeit

Der Schweregrad der allergischen Rhinitis wird nach der ARIA-Dokumentation (**A**llergic **R**hinitis and its **I**mpact on **A**sthma) der WHO klassifiziert und richtet sich nach Dauer und Schwere der Symptomatik:

Dauer der Symptomatik	**intermittierend:** weniger als 4 Tage/Woche oder weniger als 4 Wochen	**persistierend:** mehr als 4 Tage/Woche und mehr als 4 Wochen
Schwere der Symptomatik	**gering:** Symptome sind vorhanden, Symptome beeinträchtigen die Lebensqualität nicht.	**mäßig-schwer:** Symptome sind vorhanden und belastend, Symptome beeinträchtigen die Lebensqualität.

Lebensqualitätsparameter sind schulische und berufliche Leistungen, Schlafqualität und sportliche Aktivitäten.

Knapp zwei Drittel der jugendlichen und erwachsenen Pollenallergiker entwickeln im Laufe der Zeit pollenassoziierte Nahrungsmittelallergien (Kreuzallergien, vgl. Kap. 1.3). Die Ursache liegt in ähnlichen Eiweißstrukturen von Pollen und Nahrungsmitteln. Die mögliche Symptomatik beinhaltet neben den bekannten Heuschnupfensymptomen auch Halskratzen, Schluck- und gastrointestinale Beschwerden, Asthma oder Ekzemschübe. Die Menge des aufgenommenen Allergens, aber auch körperliche Anstrengung, Medikamente oder Additionseffekte durch die gleichzeitige Aufnahme mehrerer Allergene beeinflussen die Intensität der Beschwerden.

1.2.3 Pathophysiologie

Pathophysiologisches Substrat der allergischen Reaktion ist eine zelluläre Entzündungsreaktion, die in eine Sofortphase (weniger als 2 Stunden) und in eine Spätphase (2–48 Stunden) eingeteilt werden kann.

Über die epitheliale Barriere der Nasenschleimhaut kommt ein Allergen in Kontakt mit dendritischen Zellen. Diese nehmen die Allergene auf, wandern in die lokalen Lymphknotenstationen und präsentieren die Allergenfragmente (Proteine und Glykoproteine) den dortigen T-Lymphozyten. Über T-Helferzellen werden B-Helferzellen zur Immunglobulinproduktion angeregt. Immunglobulin E vermittelt die Freisetzung von Entzündungsmediatoren aus basophilen Granulozyten und Mastzellen. Histamin, Leukotriene, Prostaglandine, Tryptase, Chymase und andere Mediatoren führen zum klinischen Bild der allergischen Sofortreaktion vom Typ 1, die sich innerhalb weniger Minuten ausbildet. Im Anschluss an die Sofortreaktion kann es auch zu einer allergischen Spätphasenreaktion kommen. Hierbei nehmen eosinophile Granulozyten, die durch verschiedene Botenstoffe und Apoptose-Vorgänge (Zelltod) angelockt werden, eine wichtige Rolle ein. Die eosinophilen Granulozyten enthalten enzymatische und toxische Inhaltsstoffe, die die Entzündungsreaktion weiter aufrechterhalten.

Heute geht man davon aus, dass bei vielen Patienten auch in der symptomfreien Phase eine minimale Entzündungsreaktion als Ausdruck der immunologischen Regulationsstörung persistiert. Durch chronische Entzündungsprozesse kann es auch zu einer nasalen Hyperreaktivität kommen: Die Nasenschleimhaut reagiert auch überempfindlich auf unspezifische Reize wie Geruchsstoffe, Staub oder

Temperaturveränderungen. Es kann zu Nasenlaufen, verstopfter Nase oder Niesreiz kommen.

1.2.4 Diagnostik

Anamnese

Das wichtigste diagnostische Instrument ist die Anamnese. Hier sollte auch die Familiengeschichte miterfasst werden. Für die Diagnostik ausschlaggebend ist die Expositionsanamnese (Allergene, Medikamente, Nahrungsmittel). Aus homöopathischer Sicht kommt der Anamnese die wichtigste Bedeutung zur Arzneifindung zu (vgl. Kap. 2.2).

Untersuchung

Die lokale klinische Untersuchung umfasst die Inspektion der inneren Nase (anteriore Rhinoskopie mit einem Nasenspekulum), der äußeren Nase, der Augen sowie der umgebenden Hautpartien. Die Nasenendoskopie ist HNO-Ärzten vorbehalten. Eine ergänzende pulmologische Diagnostik mit Auskultation, Perkussion, gegebenenfalls Lungenfunktionstestung (Asthma) und eine Inspektion der Haut (Ekzeme) ist sinnvoll.

Diagnostische Tests

Diagnostische Tests sollten nur durchgeführt werden, wenn das dafür notwendige allergologische Fachwissen und Ausrüstung bereitsteht. Allergologische Tests sind nicht ohne Gefahr. Es kann zu anaphylaktischen Reaktionen kommen, auf die der Arzt notfallmedizinisch vorbereitet sein muss. Der Patient muss über die Risiken aufgeklärt werden. In Frage kommen:

- Hauttestungen (Pricktest, Intrakutantest, Epikutantest)
- In vitro-Tests (RAST: nur eingeschränkte Aussagefähigkeit)
- nasaler Provokationstest mit Allergenen (diagnostisch beweisend)

Zur Durchführung der allergologischen Diagnostik sei auf entsprechende Standardwerke verwiesen (s. Literaturverzeichnis).

1.2.5 Differentialdiagnose

Bei akutem Auftreten ist die allergische Rhinitis vor allem gegen viral oder bakteriell bedingte entzündliche Erkrankungen des Nasenrachenraumes abzugrenzen. Differentialdiagnostisch hilfreich können hier begleitende Pharyngitis (Rötung, Schluckschmerzen), Sinusitis (schmerzende Stirn-, Nasennebenhöhlen), Otitis media (gerötetes Trommelfell), Fieber und Gliederschmerzen sein, die bei allergischer Genese selten auftreten. Bei persistierenden Beschwerden ist eine HNO-ärztliche Diagnostik zu empfehlen, andere Ursachen wie Fehlbildungen, adenoide Vegetationen, Polyposis, toxische Schädigungen, Neoplasien und spezifische entzündliche Prozesse sind auszuschließen.

Es sollte auch an internistische Erkrankungen (Wegenersche Granulomatose, Sjögren-Syndrom, Sarkoidose, Hypothyreose), Medikamentennebenwirkungen (z. B. durch Acetylsalicylsäure, Neuroleptika, Antidepressiva, ACE-Hemmer, Östrogene, Antikonzeptiva), Nahrungsmittelunverträglichkeiten (biogene Amine, scharfe Gewürze, Salicylate, Glutamat) und hormonelle Ursachen (Schwangerschaft, Menopause) gedacht werden.

1.3 Pollenflugkalender, Kreuzallergientabelle

Erle	Feb.–März		April						
Hasel	Feb.–März		April						
Ulme		März–April							
Weide		März–Mai							
Pappel		März	April	Mai					
Ahorn		März	April–Mai		Juni				
Eibe		März	April–Mai		Juni				
Birke		März	April–Mai						
Eiche		März	April–Mai						
Esche		März	April–Mai						
Hainbuche		März	April–Mai						

Raps			April–August						
Esche			April–Mai						
Flieder			April–Mai						
Platane			April–Mai						
Rotbuche			April–Mai						
Spitzwegerich			April	Mai–August					
Ampfer			April	Mai–Juli			Aug.		
Löwenzahn			April	Mai–Juni		Juli			
Fichte			April	Mai–Juni					
Walnuss			April	Mai	Juni				
Hopfen				Mai					
Akazie				Mai–Juni					
Rosskastanie				Mai–Juni					
Weizen				Mai–Juli					
Gräser				Mai–August				Sept.	
Kiefer				Mai–August				Sept.	
Holunder				Mai	Juni–Juli		Aug		
Hafer				Mai	Juni–Juli				
Roggen				Mai	Juni	Juli			
Tanne				Mai	Juni				
Gerste				Mai	Juni–Juli				
Linde					Juni–Juli				
Gänsefuß					Juni–August				
Beifuß					Juni–August			Sept.	
Goldrute					Juni–August			Sept.	
Brennnessel					Juni–Oktober				
Mais					Juni	Juli	Aug.		
Nessel					Juni	Juli–August		Sept.	
Ambrosia							August–Sept.		

Hauptblütezeit

Vor-/ Nachblütezeit

(modifiziert nach www.pollenflug.de)

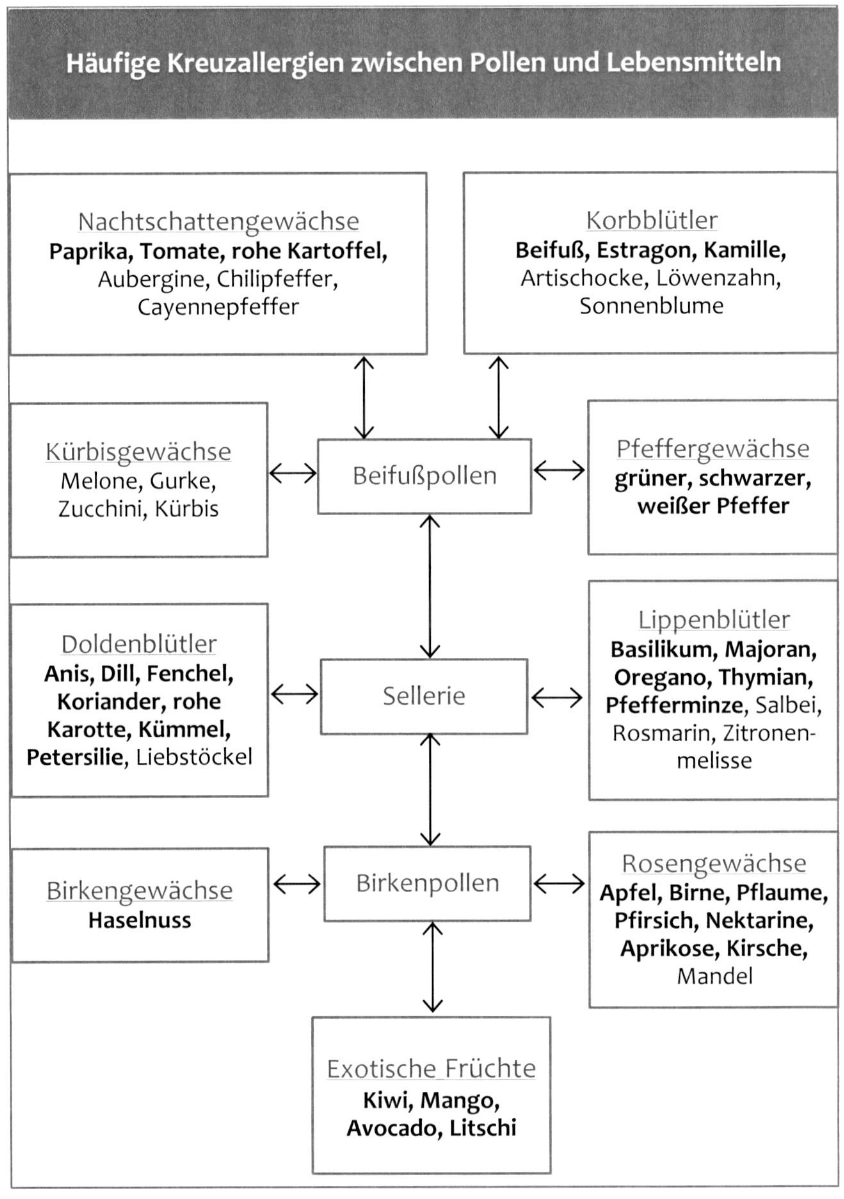

Fettdruck: Häufige Allergene
Quelle: aid infodienst – Lebensmittelallergie Neurodermitis, Nr. 1469/2003

1.4 Konventionelle Therapie

Die konventionellen Therapiemöglichkeiten werden in diesem Handbuch kurz erläutert, für das vertiefte Studium und die praktische Anwendung wird auf entsprechende Fachliteratur verwiesen (s. Literaturverzeichnis).

Die konventionelle Therapie der allergischen Rhinitis beinhaltet verschiedene Strategien: Die symptomatische Behandlung mit Antiallergika, die Hypo- und Desensibilisierung sowie die Allergenkarenz bzw. Allergenreduktion.

1.4.1 Symptomatische Behandlung (Antiallergika)

Die symptomatische Behandlung dient der Linderung bzw. Unterdrückung der akuten Beschwerden wie Juckreiz, Tränenfluss, Niesreiz usw. Verschiedene Wirkprinzipien stehen zur Verfügung:

- **Cromone** (z. B. DNCG = Cromoglycinsäure, Nedocromil, Lodoxamid): Topisch eingesetzte Substanzen, die vorrangig zur Prophylaxe eingesetzt werden, z. B. in Form von Augentropfen und Nasensprays.
- **Antihistaminika** (z. B. Levocabastin, Azelastin, Desloratadin, Cetirizin): Oral oder topisch eingesetzte H (= Histamin) 1-Antagonisten, die bereits innerhalb weniger Minuten zu einer Beschwerdelinderung führen können.
- **Sympathomimetika** (z. B. Tetryzolin): Sogenannte Dekongestiva, die topisch z. B. als Augentropfen oder Nasenspray eingesetzt werden. Es handelt sich um kurz wirksame Substanzen, die bei häufiger Wiederholung zu einer reaktiven Hyperämie führen können (Rebound-Effekt).
- **Glukokortikosteroide** (z. B. Beclomethason, Flunisolid, Budesonid): Topisch oder systemisch eingesetzte Substanzen, die antientzündlich wirksam sind. Topische Glukokortikosteroide zählen derzeit neben den oralen Antihistaminika zu den Medikamenten erster Wahl bei intermittierender oder persistierender allergischer

Rhinokonjunktivitis im Kindes- und Erwachsenenalter. Insbesondere bei Kindern ist die systemische Anwendung wegen der bekannten Nebenwirkungen auf das hormonelle System (Wachstumsstörungen u. a.) abzulehnen.
- **Leukotrienrezeptorantagonisten**: Können mit Antihistaminika kombiniert werden und sollen die allergische Entzündung und Sekretion dämpfen.

1.4.2 Hypo-, Desensibilisierung

Die allergen**s**pezifische **I**mmun**t**herapie (SIT), auch als Hyposensibilisierung bezeichnet, beinhaltet die Verabreichung des Allergens in absteigenden Verdünnungsreihen in der Regel über einen längeren Zeitraum, üblicherweise drei Jahre. Die SIT wird vor allem bei mono- bzw. oligosensibilisierten Patienten mit IgE-vermittelten Allergien empfohlen. Die Anwendung erfolgt subkutan oder oral (SCIT = **s**ub**c**utane **I**mmun**t**herapie, SLIT = **s**ub**l**inguale **I**mmun**t**herapie) und wird von allergologisch ausgebildeten Ärzten mit entsprechender Notfallausrüstung (anaphylaktischer Schock!) durchgeführt.

Um die Evidenz einer Behandlung mit SCIT oder SLIT ist es sehr unterschiedlich bestellt: Je nach Sensibilisierungen bzw. verwendetem Präparat gibt es teilweise keine, teilweise aber auch gute wissenschaftliche Daten, die die Therapieempfehlungen bestimmen. Für sekundärpräventive Aspekte wie die Reduktion von Neusensibilisierungen und ein vermindertes Asthmarisiko gilt die Wirksamkeit einer SCIT derzeit als „evidenzbasiert".

1.4.3 Präventive Maßnahmen bei Allergien

Neben einer medikamentösen Behandlung gibt es präventive Maßnahmen, um die Entstehung allergischer Erkrankungen zu verhindern (Primärprävention) oder die Symptomatik bei bestehender Allergie zu vermindern (Sekundär- und Tertiärprävention). Primärpräventive Maßnahmen betreffen vor allem Säuglinge und Kinder, insbesondere wenn die Eltern selber an Allergien leiden, da dies mit einem erhöhten

Risiko für Allergien für die Nachkommen einhergeht. Exposition gegenüber Tabakrauch ist in erster Linie zu nennen. Bei der Sekundärprävention (bestehende Sensibilisierung ohne Beschwerden) und der Tertiärprävenntion (bestehende Sensibilisierung mit Beschwerden) sind die empfohlenen Maßnahmen und der Nutzen der Reduktion oder Karenz der Allergenexposition je nach Art der Allergie unterschiedlich, wie in der folgenden Tabelle dargestellt wird.

Maßnahmen zur Allergieprävention
Hausstaubmilben Die Ergebnisse von Untersuchungen zum Nutzen der Reduktion von Hausstaubmilbenallergenen sind nicht einheitlich. Insgesamt ist der klinische Nutzen von Maßnahmen zur Primär-, Sekundär- und Tertiärprävention nicht sehr ausgeprägt. Ziel ist die Reduktion der Milbenanzahl in Raumluft, Matratzen, Bettzeug. Maßnahmen: - Einzelmaßnahmen sind nicht sinnvoll. - Encasings (milben- und allergendichte Überzüge für Matratzen und Bettwäsche) - Bettwäsche und ggf. Kuscheltiere regelmäßig bei 60 °C waschen - Staubsaugen mit HEPA-Filter, Wasserstaubsauger - Sanierung oder Entfernen von Polstermöbeln, Teppichen, Gardinen insbesondere im Schlafzimmer - Reduktion der Innenraumfeuchtigkeit

Pollen
Allergenkarenz ist ein entscheidender Baustein der Behandlung, auch Kreuzallergene sollten gemieden werden (z. B. Apfel – Birkenpollen, Sellerie – Beifußpollen). Ziel ist es, Wohnräume, insbesondere Schlafräume möglichst pollenfrei zu halten.
 	
Maßnahmen:
- Pollenschutzgitter in Fenstern
- Nach längerem Aufenthalt im Freien:
  • Haare waschen
  • Nasendusche verwenden
  • Evtl. Kleidung wechseln, zumindest nicht nachts im Schlafzimmer ablegen.

Haustiere
Bei Hochrisikoeltern sollte als Primärprävention auf Haustiere verzichtet werden, bei bestehender Sensibilisierung die Anschaffung von Haustieren, bei manifester Erkrankung direkter oder indirekter Tierkontakt vermieden werden.

Allgemeine primärpräventive Aspekte
- Innenraumluftschadstoffe und hohe Luftfeuchtigkeit in Innenräumen möglichst vermeiden, vor allem aktive oder passive Exposition gegenüber Tabakrauch.
- Schwangerschaft: Stillen ist für mindestens vier Monate zu empfehlen, während der Schwangerschaft ist ausgewogene und nährstoffdeckende Kost mit Fisch sinnvoll.
- Hydrolysierte Kost für Säuglinge bei Risikokindern, falls Stillen nicht möglich ist.
- Beikost ab dem 4. Monat, keine diätetische Restriktion empfohlen; Fisch hat protektiven Effekt.
- Übergewicht ist ein Risikofaktor für Asthma.
- Vermehrte Exposition gegenüber KFZ-Emissionen ist mit erhöhtem Allergierisiko verbunden, insbesondere für Asthma.
- Es gibt keine Belege, dass Impfungen das Allergierisiko erhöhen, aber Hinweise, dass Impfungen das Allergierisiko senken.
- Kaiserschnitt bringt ein erhöhtes Allergierisiko für das Kind mit sich.

1.5 Homöopathie

Homöopathie ist eine Heilmethode mit Arzneien, die nach Prüfung ihrer Wirkung am Gesunden aufgrund der individuellen Krankheitszeichen des Patienten auf der Basis des Ähnlichkeitsprinzips als Einzelmittel zur Heilung und Linderung von Krankheiten angewendet werden (Teut, Dahler, Lucae 2016).

Im Rahmen einer ausführlichen Anamnese werden die individuellen Krankheitszeichen des Patienten exakt erfasst. Anschließend werden die charakteristischen Symptome bestimmt und unter Zuhilfenahme eines Repertoriums die Arznei ausgewählt, deren Symptome den Beschwerden des Patienten am ähnlichsten sind. Anschließend wird das Arzneimittel in der Regel in potenzierter Form als Einzelmittel verabreicht.

Therapiemethoden wie Isopathie (s. Kap. 1.6) und Komplexmittelhomöopathie (s. Kap. 1.9) können also nur eingeschränkt den Prinzipien der Homöopathie gerecht werden.

Grundsätzlich unterscheidet man die Behandlung von akuten und chronischen Krankheiten. Im Folgenden wird die Behandlung des Heuschnupfens im Sinne einer Akutbehandlung dargestellt: Die aktuell vorhandenen Heuschnupfensymptome des Patienten mitsamt Begleitbeschwerden werden erfasst und mit dem passendsten Arzneimittel behandelt. Häufig kommen Heuschnupfensymptome aber auch im Rahmen einer chronischen Erkrankung – neben vielen anderen Beschwerden – vor und werden im Rahmen einer ausführlichen Erstanamnese miterfasst. Die Behandlung erfolgt gemäß den bereits von Hahnemann dargelegten Prinzipien. In diesem Fall wird die Behandlung langfristig erfolgen, auch die meist nur saisonal auftretenden Heuschnupfenbeschwerden können gebessert und im Idealfall geheilt werden.

In die genaue Vorgehensweise mit Anamnese, Fallauswertung und Repertorisation führt das Kapitel 2 ein.

1.6 Isopathie

In der Isopathie wird die Substanz, die als Auslöser der zu behandelnden Gesundheitsstörung gilt, therapeutisch eingesetzt.

Constantin Hering (1800–1880) war der erste Homöopath, der 1830 entsprechende Gedanken formulierte. Als Namensgeber gilt der Tierarzt Johann J. W. Lux (1773–1849). Neben Nosoden wird eine Vielzahl von Substanzen wie Körperabsonderungen, Organbestandteile, Giftstoffe, Arzneimittel und Allergene verwendet.

Die Behandlung von Allergien mit potenzierten Allergenen wird auch als „**H**omöopathische **I**mmun**t**herapie“ (HIT) bezeichnet. Dabei werden einzelne Allergene, wie z. B. Birkenpollen, bei einem hierdurch bedingten Asthma verwendet. Auch Mischungen der verschiedenen Allergene kommen zum Einsatz. Mischungen sind für früh- und spätblühende Blütenpollen, Gräser-, Getreide- und Unkrautpollen erhältlich. Braun und Voegeli empfehlen die Kombination mit einer klassisch homöopathischen Behandlung.

Das folgende Beispiel macht die unterschiedlichen Herangehensweisen zwischen klassischer Homöopathie und Isopathie deutlich: Beim isopathischen Ansatz werden Patienten mit Asthma und/ oder Rhinitis durch Hausstaubmilben mit der C30-Potenz der Hausstaubmilbe behandelt. Entscheidende Grundlage für die Arzneiwahl ist das Ergebnis im Allergietest. Ist die Hausstaubmilbe das Hauptallergen, so wird diese Arznei verabreicht.

Die klassische Homöopathie würde bei einem allergischen Asthma durch Hausstaub durchaus auch an die Hausstaubmilbe (Dermatophagoides pteronyssinus) als potentielles Simile denken lassen. In der Arzneimittelprüfung und auch bei der Anwendung hat sich der starke Bezug zu Asthma, vor allem bei Kindern, bestätigt (Müller 2007). Aber wahlanzeigend wären nicht das Asthma und die Allergie auf Hausstaubmilbe allein, sondern charakteristische Symptome des Patienten, die durch Anamnese und Fallanalyse eruiert wurden und die ihr Simile im vorliegenden Arzneimittelbild wiederfinden.

Interessant sind auch die Arbeiten von van Wijk und Wiegant, die in der Grundlagenforschung mit Reparaturproteinen nach spezifischer Zellschädigung zeigen konnten, dass ein isopathischer (homologer) Ansatz nach anfänglicher Besserung zur Toleranzentwicklung führte, während ein homöopathischer (heterologer) die besten Ergebnisse erzielte.

Wissenschaftliche Studien mit homöopathisch zubereiteten Pollenmischungen haben interessante klinische Ergebnisse gebracht, so dass im Rahmen einer homöopathischen Behandlung eine isopathische Therapiestrategie als Alternative zum klassisch homöopathischen Vorgehen grundsätzlich erwogen werden kann (vgl. Kap. 1.6).

1.7 Therapie mit potenziertem Eigenblut

Die Therapie mit potenziertem Eigenblut (auch als Autoisopathie bezeichnet) bei Heuschnupfen und allergischen Erkrankungen wurde vor allem von der homöopathischen Kinderärztin Hedwig Imhäuser vorgeschlagen. Auch Arthur Braun und Gerhard Köhler empfehlen sie in ihren Lehrbüchern. Sie soll helfen, den Organismus von einer „hyperergischen" zu einer „normergischen" Reaktion umzustimmen. Die Behandlung kann aus Sicht der Eigenblutexperten als einzige Therapie oder begleitend zur homöopathischen Einzelmitteltherapie eingesetzt und sowohl zur Prophylaxe als auch zur akuten Therapie der allergischen Rhinitis eingesetzt werden. Kinder und Jugendliche sollen besonders gut darauf ansprechen. Klinische Studien zur Therapie mit potenziertem Eigenblut bei der allergischen Rhinitis liegen allerdings bislang nicht vor.

Es gibt verschiedene Vorgaben für die Herstellung einer sogenannten Eigenblutnosode. Allen gemeinsam ist die Potenzierung eines Tropfen Blutes des Patienten im Verhältnis 1:100. Als erste verwendete Potenz werden die C5 oder die C7 empfohlen, 2–5 Tropfen werden peroral einmal wöchentlich, bei Bedarf auch häufiger oder bei deutlicher Reaktion und anhaltender Besserung seltener, angewendet.

1.8 Gemmotherapie

Die Gemmotherapie ist eine spezielle Therapieform, die in den 1960er Jahren vom französischen Arzt Pol Henry (1918–1988) entwickelt worden ist. Anders als in der Homöopathie werden hierbei ausschließlich Pflanzenknospen nach einem speziellen Verfahren als Glyzerolmazerat aufbereitet und als Mundspray verabreicht.

Für die Behandlung des Heuschnupfens wird das Präparat Ribes nigrum verwendet – die schwarze Johannisbeere. Das Präparat soll die Cortisolausschüttung steigern und dadurch antientzündliche und antiallergische Effekte hervorrufen. Daneben gibt es Hinweise auf eine Hemmung der Histaminfreisetzung durch enthaltende Flavonoide und auf einen ausleitenden Effekt durch Aktivierung des retikuloendothelialen Systems.

Der klinische Effekt ist vergleichbar mit dem eines Antihistaminikums: Die praktische Erfahrung zeigt, dass akute Heuschnupfensymptome wie Juckreiz oder Fließschnupfen prompt gelindert werden. Die Einnahme kann bis zu dreimal täglich wiederholt werden, Nebenwirkungen sind nicht bekannt.

1.9 Komplexmittelhomöopathie

Ein sogenanntes „homöopathisches Komplexmittel" besteht aus einer Mischung verschiedener Arzneien, die meist in unterschiedlichen Potenzstufen zusammengestellt werden. Die Verordnung erfolgt nach der klinischen Diagnose – hier also „Heuschnupfen" – und entspricht damit einer konventionellen Medikation. Daraus ergibt sich, dass Komplexmittel nicht auf der Basis des homöopathischen Prinzips im ursprünglichen Sinne angewendet werden, es sei denn, man würde jede Zusammenstellung einer eigenen Arzneimittelprüfung unterziehen und das so gewonnene Arzneimittelbild bei der Verschreibung anwenden.

Aus dem Blickwinkel der klassischen Homöopathie, wie sie in diesem Buch vorgestellt wird, sind Einzelmittel der Komplexmittelhomöopathie vorzuziehen, da sie präziser eingesetzt werden können. Komplexmittel werden dagegen gerne in der Selbstmedikation angewendet, da eine tiefere Fachkenntnis nicht notwendig ist.

1.10 Wissenschaftliche Studien

Zur homöopathischen Therapie der allergischen Rhinitis liegen sehr interessante wissenschaftliche Studienergebnisse vor.

Die allergische Rhinitis ist für die klassisch homöopathische Praxis von großer Bedeutung, wie Witt et al. (2005) in einer deskriptiven Beobachtungsstudie zeigten. In dieser Untersuchung wurde die Behandlung von 3981 Patienten in klassisch homöopathischen Arztpraxen über einen Zeitraum von zwei Jahren evaluiert. Die allergische Rhinitis war die häufigste Diagnose bei Männern, die zu einer klassisch homöopathischen Einzelmittelbehandlung kamen.

Eine positive Evidenz liegt zur Behandlung und Prophylaxe der allergischen Rhinitis mit Galphimia glauca in niedrigen D-Potenzen als bewährte homöopathische Indikation vor. In einer Metaanalyse von elf Studien mit insgesamt über 1000 Patienten zeigte sich ein stabiler therapeutischer Effekt und eine signifikante Überlegenheit gegenüber Placebo. Die klinische Wirkung ist dabei vergleichbar mit der konventioneller Antihistaminika (Wiesenauer 1996, 1997). Aus diesen Studien kann abgeleitet werden, dass allein Galphimia glauca in Tiefpotenz klinisch als Alternative zu konventionellen Antihistaminika empfohlen werden kann.

Die Isopathiestudie zu Heuschnupfen von Reilly und Taylor sorgte bei ihrer ersten Veröffentlichung im Lancet 1986 für Aufmerksamkeit innerhalb der Homöopathie, zeigte sie doch, wie schon die Pilotstudie, bei Einnahme der C30-Potenz eines Allergens eine signifikante Überlegenheit gegenüber Placebo. Das Isopathie-Modell war leicht für Studien zu standardisieren und schien, was Ähnlichkeitsgedanke und Potenzierung betrifft, der klassischen Homöopathie ähnlich genug, um endlich den Wirksamkeitsnachweis zu sichern. Reillys Folgestudie zu perennialer Rhinitis zeigte ebenfalls signifikante Besserung des objektiven, jedoch nicht der subjektiven Parameter gegenüber Placebo (Taylor 2000). Weitere Studien von Aabel et al. (2000) mit potenzierten Birkenpollen zur Prophylaxe konnten für dieses Allergen keinen sicheren Effekt nachweisen. Eine Studie von Kim et al. (2005) mit einem „Desert-Mix"-Präparat der typischen Allergene aus Arizona und New Mexiko konnte eine signifikante Besserung gegenüber Placebo zeigen. Derzeit sprechen die Isopathiestudien eher für die Gabe von homöopathischen Pollen-Mixturen statt von einzelnen Allergenen (vgl. Übersicht in Tab. 1.1).

Zur Wirksamkeit der klassischen Homöopathie wurden bislang leider keine prospektiven placebokontrollierten Studien durchgeführt. Retrospektive Auswertungen von Kasuistiken zeigen jedoch klinisch interessante Ergebnisse (Colin 2006, Gypser 2005).

Eine prospektive Beobachtungsstudie von Gründling et al. (2012) schloss 40 Patienten mit allergischer Rhinitis, allergischer Konjunktivitis, Asthma und Neurodermitis ein. Der Behandlungserfolg wurde anhand von visuellen Analogskalen im vorher-nachher-Vergleich beurteilt, die Verbesserungen waren klinisch relevant. Die Behandlungszufriedenheit war sehr hoch (Median 8,9 cm auf einer visuellen Analogskala von 0 = Minimum bis 10 = Maximum). 39 Patienten wollten die homöopathische Behandlung fortsetzen. Die am häufigsten verschriebenen homöopathischen Arzneimittel waren Natrium muriaticum, Phosphorus und Sepia.

Eine weitere Beobachtungsstudie von Goossens et al. (2009) zeigte ähnliche Ergebnisse: 74 Patienten wurden eingeschlossen, es zeigte sich im vorher-nachher-Vergleich eine deutliche Verbesserung der allergiebezogenen Lebensqualität (RQLQ-Score). Die am häufigsten verordneten Medikamente waren Sulphur, Pulsatilla, Medorrhinum, Tuberculinum aviaire, Natrium muriaticum, Phosphorus, Sepia, Arundo, Calcarea phosphoricum, Thuja occidentalis. Wassenhoven (2012) fand in seiner Praxis bei allergischer Rhinitis in einer Verifikationsstudie die stärksten Effekte für Arsenicum album in der Prävention und Nux vomica, Pulsatilla pratensis, Gelsemium, Sarsaparilla, Silicea und Natrum muriaticum in der Behandlung der Symptome.

Die folgenden Tabellen zeigen die wichtigsten prospektiven kontrollierten Studien und ihre Ergebnisse. Zusammenfassend lässt sich sagen: Die Wirksamkeit von Galphimia glauca bei allergischer Rhinitis in Tiefpotenz ist belegt. Die klassische Homöopathie wurde bislang nicht systematisch in randomisierten Studien untersucht, in Beobachtungsstudien berichten unter „Real-Life-Bedingungen" Patienten relevante Linderungen und hohe Zufriedenheit.

Zur Isopathie liegen konträre Ergebnisse vor, am interessantesten sind die Ergebnisse für homöopathisch zubereiteten Pollenmischungen.

In einer aktuellen systematischen Übersichtsarbeit randomisierter homöopathischer Studien zeigte sich, dass viele der durchgeführten Studien, gemessen an modernen Qualitätskriterien, qualitativ unzureichend dokumentiert oder durchgeführt wurden und somit nach heutiger Lesart ein hohes Risiko für Bias vorliegt. Die Isopathiestudien sind insgesamt so heterogen, dass eine Metaanalyse nicht möglich ist. Galphimia glauca zeigte in der Metaanalyse eine statistisch signifikante Überlegenheit gegenüber Placebo bei nasalen und okularen Symptomen, die klinischen Effekte waren jedoch im Vergleich zu Placebo nicht stark (RR zwischen 1,27 und 1,55). Die klassische Einzelmittelhomöopathie, die die meisten Kollegen anwenden, ist bislang nicht in RCTs untersucht (Banerjee et al. 2017).

Tab. 1.1: Übersicht über placebokontrollierte Studien (RCT) zur Isopathie

Autor (Jahr) Erkrankung	Studientyp	Intervention und Kontrolle	Patienten, Krankheit, Zahlen (gesamt, Verum, Placebo)	Outcome-parameter	Ergebnisse	Schluss-folgerung
Kim et al. (2005) allergische Rhinitis	RCT, placebo-kontrolliert	Mixtur verschiedener Pollen (Isode) C6 versus Placebo	40 Patienten mit allergischer Rhinitis (V: 20; P: 20)	RQLQ, MOS SF36, WPAI	signifikante Besserung von Verum gegenüber Placebo in allen Endpunkten ($p < 0,05$)	+
Aabel et al. (2000) Birkenpollen-allergie	RCT, placebo-kontrolliert	Betula alba C30 versus Placebo zur Prophylaxe	66 Patienten (V: 32; P: 34)	Allergiescore aus 17 Allergie-symptomen	kein signifikanter Gruppenunterschied zu Beginn und gegen Ende; nur zeitweise (10 Tage) signifikante Besserung in der Verumgruppe	=
Aabel (2000) Birkenpollen-allergie	RCT, placebo-kontrolliert	Betula alba C30 versus Placebo zur Prophylaxe	73 Patienten mit Birkenpollenallergie (V: 37; P: 36)	Symptomen-intensität auf visueller Analogskala	Trend zu subjektiv mehr Beschwerden in der Verumgruppe; keine statistische Signifikanz	(-)
Taylor, Reilly (2000) Perenniale allergische Rhinitis	RCT, placebo-kontrolliert	Hauptallergen C30 versus Placebo C30	51 Patienten mit perennialer Rhinitis (V: 27; P: 24)	Inspiratorischer Peak Flow und Symptomen-intensität auf	in der Verumgruppe signifikante, objektive Besserung des nasalen Luftflusses gegenüber Placebo ($p = 0,0001$);	+ objektiver Parameter

Autor (Jahr) Erkrankung	**Studientyp**	**Intervention und Kontrolle**	**Patienten, Krankheit, Zahlen (gesamt, Verum, Placebo)**	**Outcome-parameter**	**Ergebnisse**	**Schluss-folgerung**
				visueller Analogskala	subjektiv in beiden Gruppen klinische Besserung ohne statistisch signifikanten Unterschied	= subjektiver Parameter
Reilly, Taylor (1986) Heu-schnupfen	RCT, placebo-kontrolliert	Mixtur aus Graspollen C30 versus Placebo	144 Patienten mit Heuschnupfen (V: 74; P 70)	Symptomen-intensität auf der visuellen Analogskala, Anzahl der eingenommenen Medikamente	signifikante Reduktion der Symptomen-intensität ($p = 0{,}02$), Halbierung der Anzahl der eingenommenen Antihistaminika	+
Reilly, Taylor (1985) Heu-schnupfen	RCT, placebo-kontrolliert (Pilotstudie)	Mixtur aus Graspollen C30 versus Placebo	36 Patienten mit Heuschnupfen (V: 11; P: 25)	Symptomen-intensität auf visueller Analogskala	Verum ist Placebo signifikant überlegen ($p = 0{,}002$), Einsparung von Antihistaminika unter Verum	+

Tab. 1.2: Placebokontrollierte Studien (RCT) zur Homöopathie

Autor (Jahr) Erkrankung	**Studientyp**	**Intervention und Kontrolle**	**Patienten, Krankheit, Zahlen(gesamt, Verum, Placebo)**	**Outcome-parameter**	**Ergebnisse**	**Schluss-folgerung**
Wiesenauer, Lüdtke 1997 Allergische Oculorhinitis	1980–1989: 7 randomisierte kontrollierte Studien, 4 nicht kontrollierte Studien	Galphimia glauca D4 (selten C2, C4, D6) versus Placebo	1038 Patienten insgesamt (davon 752 Placebokontroliert)	relatives Risiko, Risikoquotient (Varianzkomponentenmodell)	Risikoquotient mit 1,25 (95 % CI 1,09–1,43; P = 0,005) zugunsten Galphimia glauca; Galphimia glauca ist Placebo bei Heuschnupfen signifikant überlegen. Die Erfolgsrate liegt im Bereich konventioneller Antihistaminika. Nebenwirkungen wurden nicht beobachtet.	+

Erläuterung

+ statistisch signifikant positives Ergebnis der Intervention
(+) positiver Trend, nicht statistisch signifikant
= Äquivalenz beider Gruppen
(-) negativer Trend
- statistisch signifikant negatives Ergebnis der Intervention

2 Homöopathische Therapie der allergischen Rhinitis

2.1 Akut oder chronisch?

In den meisten Fällen tritt eine allergische Rhinitis in Form einer Pollenallergie akut und saisonal auf. Die Schübe werden unterbrochen von symptomarmen oder -freien Zeitintervallen. Andererseits beruht die Allergieneigung auf einer chronischen immunologischen Regulationsstörung, die latent auch im symptomfreien Intervall vorliegt. Die akuten Heuschnupfensymptome weisen mit ihrer Symptomatik häufig auf eine andere Arznei hin, als im anfallsfreien Intervall verschrieben wurde (sogenanntes „Konstitutionsmittel"). Der Praktiker stellt dann in vielen Fällen fest, dass die im symptomfreien Intervall verschriebene Arznei nicht ausreichend wirkt, um die Symptome der allergischen Rhinitis zu lindern und die Erkrankung langfristig zu heilen. Die allergische Rhinitis kann als akute und interkurrente Exazerbation auf dem Boden einer chronischen immunologischen Regulationsstörung verstanden werden.

Die richtige Behandlungsstrategie ergibt sich aus der Anwendung des Simile-Prinzips: Im Zustand einer exazerbierten allergischen Rhinitis stellt die akute Symptomatik die zu behandelnde Hauptbeschwerde dar. Die charakteristischen Symptome der Erkrankung des Patienten sind der rote Faden, anhand dessen eine Arznei mit ähnlichen charakteristischen Symptomen gesucht wird.

Wenn die Symptome der allergischen Rhinitis abgeklungen sind, muss aufgrund der noch oder neu vorliegenden Symptome entschieden werden, ob eine weitere Arznei notwendig ist, ob die verschriebene Arznei fortgesetzt wird oder ob eine andere Arznei angewendet wird:

- Ist der Patient geheilt, erübrigt sich eine weitere Arzneigabe.
- Passen die nun vorliegenden Symptome zur zuvor verschriebenen Arznei, wird diese weiter verordnet. Passen die Symptome nicht mehr zur Arznei, muss eine neue Arznei gesucht und verordnet werden. Häufig handelt es sich um eine komplementäre Arznei.

In der Praxis sind die akuten Symptome der allergischen Rhinitis meist so prominent, dass sie die akute Arzneiwahl bestimmen. Der weitere Verlauf ist dann von der individuellen Reaktion des Patienten abhängig.

2.2 Welche Symptome sind wichtig?

Für die Arzneiwahl ausschlaggebend ist die Hauptbeschwerde, definiert durch ihre Symptome. Besonders relevant sind diejenigen Symptome, die die allergische Rhinitis individualisieren. Die entscheidende Frage ist: „Was unterscheidet diesen Fall von allergischer Rhinitis von anderen Fällen?“ In der Praxis geht es also um

- eine exakte Beschreibung der Symptome durch den Patienten und
- die Priorisierung der Wichtigkeit einzelner Zeichen bzw. Symptomenelemente hinsichtlich der individuellen Ausprägung.

Eine hilfreiche Frage, die man den Patienten nach Aufnahme der Anamnese stellen kann, lautet: „Wenn ich Ihnen ein Symptom ihres Heuschnupfens wegnehmen könnte, welches wäre das wichtigste Symptom?“

In der Fallanalyse geht es vor allem darum, nun in für den Fall absteigender Wichtigkeit die charakteristischen Symptome festzulegen. Zu einer vollständigen Symptomenbeschreibung gehören folgende Informationen:

Orte – Wo manifestiert sich die Erkrankung hauptsächlich, welche anatomischen Strukturen sind am meisten betroffen? Beispiel: Geschwollene Augenlider.
Empfindungen – Wie fühlen sich die Beschwerden an? Beispiel: Brennen, Jucken oder Beißen.
Modalitäten – Unter welchen Bedingungen werden die Beschwerden verschlimmert oder gelindert? Beispiel: Verschlimmerung der allergischen Rhinitis in feuchter Luft. Die Modalitäten sind besonders wichtig für die Differentialdiagnose.
Sekrete – Welche Qualität haben die Sekrete? Liegt ein Stockschnupfen oder ein Fließschnupfen oder beides vor?

Thermoregulation – Welches subjektive Temperaturempfinden hat der Patient? Fühlt er sich hitzig, frostig oder normal temperiert? Beispiel: Der Patient fühlt sich innerlich total überhitzt.
Begleitbeschwerden – Treten gemeinsam mit der allergischen Rhinitis andere Beschwerden auf? Beispiel: Begleitendes Asthma
Gemüt – Ändert sich während der Erkrankung der Gemütszustand? Falls eine deutliche Änderung auftritt, handelt es sich um ein wichtiges Symptom. Beispiel: Begleitende lähmungsartige Schwäche und Müdigkeit

Wichtig für eine sichere Verordnung sind eine gute Beobachtung des Patienten und eine differenzierte Beschreibung. Es kann manchmal sinnvoll sein, mit der Verordnung der Arznei noch einige Tage zu warten und den Patienten zu bitten, die Symptome noch genauer zu beobachten, wenn er die Symptomatik nicht differenziert genug zu beschreiben vermag. Dazu kann die Verwendung eines Fragebogens hilfreich sein (s. Kap. 2.5).

2.3 Repertorisation und Mittelwahl

Nun empfiehlt es sich, die wichtigsten individualisierenden Symptome des Falls auszuwählen und in absteigender Relevanz zu repertorisieren. Dabei wird in dem Heuschnupfenrepertorium dieses Buches wie bei Bönninghausen und Boger eine zergliedernde und generalisierende Methode angewendet. Das bedeutet, dass die Symptome in ihre Einzelteile zerlegt werden und dann im Repertorium (Kap. 3) aufgesucht werden. Die Modalitäten erweisen sich als wichtigster differenzialdiagnostischer Faktor. Daher wurden hier auch lokalisierte Modalitäten erstellt.

Die Repertorisation engt die in Frage kommenden Arzneimittel auf einige wenige ein. Die übrigbleibenden Arzneimittel werden mit der Materia medica (s. Kap. 4) abgeglichen. Das Mittel, dessen Symptome am besten mit den Symptomen des Patienten übereinstimmen, wird verordnet. Die Rubriken können bei komplexeren Fällen jederzeit auch mit Rubriken aus anderen Repertorien kombiniert werden (vgl. Kap. 5.11 und Kap. 5.13, Fall 11 und Fall 13). Ebenso können natürlich andere Arzneimittellehren als Referenzen hinzugezogen werden.

2.4 Dosierung und Potenz

Wesentlich für die Wirkung ist es, die ähnlichste homöopathische Arznei zu identifizieren. Weniger entscheidend ist die verwendete Potenz. Bei Dosierung und Potenzhöhe können verschiedene Therapiemöglichkeiten in Frage kommen. Hierbei richtet sich der Therapeut primär nach seiner eigenen Erfahrung. Im Folgenden sind verschiedene Dosierungsmöglichkeiten aufgeführt. Dabei wird zwischen der akuten Exazerbation und dem eher konstanten chronischen Verlauf unterschieden.

2.4.1 Therapie der akuten Exazerbation der allergischen Rhinitis

Bei der akuten Exazerbation der allergischen Rhinitis kann mit Hoch- oder Tiefpotenzen behandelt werden (vgl. Tab. 2.1). Tiefpotenzen werden mehrfach täglich eingenommen, Hochpotenzen ab C30 seltener und nach Bedarf. Ideal ist die Applikation mittels „Verkleppern" (engl. plussing). Dabei wird die Arznei in Wasser aufgelöst, vor jeder Einnahme wird die Lösung gut umgerührt. Die Potenzstufe wird durch das Umrühren jedes Mal etwas verändert.

Vorgehen:
2–5 Globuli der verabreichten Potenzstufe in einem Glas oder Becher mit 100 ml Leitungs- oder stillem Quellwasser auflösen. Von dieser Lösung nimmt man bei Bedarf einen Löffel voll ein (Plastiklöffel). Vor jeder Einnahme wird die Lösung mit dem Plastiklöffel gut umgerührt.
Die Wiederholung erfolgt in Abhängigkeit von der Entwicklung des Gesundheitszustandes des Patienten. Bei unverändertem Befinden wird die Arznei je nach Krankheitsintensität alle 1–6 Stunden verabreicht. Bei Besserung der Symptome wird die Einnahmehäufigkeit reduziert. Auch bei Hinweisen auf eine Erstverschlimmerung ist die Häufigkeit zu reduzieren.

2.4.2 Therapie der chronischen allergischen Rhinitis

Bei konstanten chronischen Beschwerden kann mit Hoch- oder Q-Potenzen behandelt werden. Auch die Therapie mit Tiefpotenzen ist möglich, aber weniger üblich (vgl. Tab. 2.2). Dabei richtet sich das Dosierungskonzept grundsätzlich nach der Erfahrung des behandelnden Arztes.

Hochpotenzen (ab C30/ D30 aufwärts) werden als Einzelgabe verabreicht (z. B. 5 Globuli oder Tropfen oral). Nach der Gabe einer C30- oder C200-Potenz (selten höher) wird zunächst die Wirkung abgewartet. Falls sich die Beschwerden kontinuierlich bessern, ist bis zur Ausheilung keine weitere Arzneigabe nötig. Je akuter und heftiger das Krankheitsbild ist, desto schneller sollte der Patient auf die Arzneigabe reagieren. Tritt eine Besserung nach Ermessen des Verschreibers nicht schnell genug ein, wird eine andere Arznei verordnet. Erst wenn deutliche Zeichen für eine erneute Verschlechterung oder ein Ende der Besserung auftreten, wird die Arzneigabe wiederholt. Dies kann bei akuten Erkrankungen nach Minuten, Stunden oder Tagen der Fall sein. Bei der Verwendung von Hochpotenzen ist eine genaue Beobachtung des Patienten besonders wichtig.

Q-Potenzen unterscheiden sich in ihrer Wirkung von C- und D-Potenzen. Ein Vorteil der Q-Potenzen ist ihre mildere und weniger stürmische Wirkung. Sie wirken aber ebenso schnell, der Heilungsverlauf kann durch die regelmäßige Einnahme beschleunigt werden. Erstverschlimmerungen treten seltener auf und könnten durch Einnahme in verdünnter Form leicht behoben werden. Im Gegensatz zur Erstverschlimmerung bei Hochpotenzen kann es bei Q-Potenzen zu einer Spätverschlimmerung kommen. Hierbei verstärken sich die bestehenden Symptome nach zwischenzeitlicher Besserung und unter der Therapie. Die Dosis und die Einnahmehäufigkeit sollten dann reduziert werden, eine Einnahmepause ist zu erwägen.

Q-Potenzen werden in der Regel als **Dilution** in 10 ml- oder 15 ml-Fläschchen angeboten. Einmal täglich werden 5–10 Tropfen der Lösung auf die Zunge gegeben, vor jeder Einnahme wird das Arzneifläschchen zehnmal gut geschüttelt. Kommt es bei dieser Einnahme zu einer Verstärkung von bestehenden Symptomen, ist die Dosis zu hoch.

Dann werden 5–10 Tropfen der Lösung in ein Glas mit 100 ml Leitungswasser oder stillem Mineralwasser gegeben. Aus dieser Auflösung wird nach zehnmaligem Umrühren 1 Teelöffel (Plastik) eingenommen. Kommt es bei dieser Auflösung immer noch zu Verschlimmerungszeichen, kann 1 Teelöffel der ersten Lösung in ein zweites Glas gegeben werden. Weiter wird wie oben beschrieben verfahren. Gegebenenfalls kann ein drittes Glas verwendet werden. Ein Fläschchen mit 10 ml Lösung reicht bei einer täglichen Einnahme von 10 Tropfen knapp vier Wochen. Begonnen wird mit der Q1, dann folgen die nächsten Potenzstufen Q2, Q3 etc.

Tiefpotenzen können auch in chronischen Fällen täglich verabreicht werden (vgl. Tab. 1, wie bei akuten Exazerbationen).

Tab. 2.1: Potenzwahl und Dosierung bei akuter Exazerbation der allergischen Rhinitis

	Tiefpotenzen	**Hochpotenzen**
Potenzgrad	D6, C6, D12, C12	D30, C30, D200, C200
Darreichungsform	Tropfen, Globuli, Tabletten	Globuli, Auflösung in Wasser (Verkleppern)
Gabengröße	2–5 Tr., 2–5 Glob., 1–2 Tbl.	2–5 Globuli aufgelöst, 1 Plastiklöffel
Häufigkeit	D6/C6: 3–5 x tgl. D12/C12: 1–3 x tgl.	Globuli trocken in Mund, dann Auflösung nach Bedarf

Tab.2.2: Potenzwahl und Dosierung bei chronischem Verlauf der allergischen Rhinitis

	Hochpotenzen	**Q- und LM-Potenzen**
Übliche Potenzen	C30/ D30, C200/ D200 und höher	Q1 bis Q30
Arzneiform	Globuli	Globuli, Dilution
Häufigkeit	Einzelgabe	alle 1–3 Tage
Wiederholung	nach Bedarf, aufsteigende Potenzen	regelmäßig

2.5 Fragebogen für Patienten

Name: ______________________ geb. __________

Beobachtungszeitraum: von __________ bis __________

Um die passende homöopathische Arznei für Ihren Heuschnupfen auswählen zu können, ist eine genaue Beobachtung der aktuellen Beschwerden notwendig. Da Symptome wie Niesen, Fließschnupfen, Augenjucken usw. nicht jeden Tag gleich sind und sich auch im Tagesverlauf verändern können, ist dieser Fragebogen hilfreich: Hier sollten Sie eine Woche lang Ihre Beschwerden notieren, die Sie in dieser Zeit genau und sorgfältig beobachtet haben.

Besonders wichtig sind dabei die Beschwerden, die sich sehr deutlich zeigen und immer wieder auftreten, sich also „**wie ein roter Faden**" durch das Beschwerdebild ziehen. Diese Symptome sollten unterstrichen werden.

Zunächst sollte die **Körperregion** genau beschrieben werden, die besonders betroffen ist. Außerdem sollten die **Umstände** (Einflussfaktoren), die die Beschwerden verschlimmern bzw. verbessern, genau notiert werden. Auch die Tageszeiten, zu denen die Beschwerden am stärksten sind, sollten notiert werden. Zuletzt schreiben Sie die **Begleitbeschwerden** auf, die gleichzeitig mit den typischen Heuschnupfenbeschwerden auftreten.

Körperregion	Beispiele	Ihre Beschwerden
Nase	Fließschnupfen (mild, wundmachend), Stockschnupfen (Nasenverstopfung), Niesanfälle, Juckreiz etc.	
Augen	Tränen, Schmerzen (Brennen, Stechen), Fremdkörpergefühl, Jucken, Hitzegefühl, Rötung (Augen, Lider, Lidränder), Schwellung (Auge, Lider), Lichtempfindlichkeit etc.	
Ohren	Jucken	
Mund, Gaumen	Trockenheitsgefühl, Jucken etc.	
Hals, Rachen	Jucken (z. B. zu den Ohren erstreckend), Kitzelgefühl etc.	

Umstände	Beispiele	Ihre Beschwerden
Wetter, Temperatur, Anwendungen	feuchte, trockene Luft, Sonne, Wind, Zugluft, Aufenthalt drinnen, draußen; Temperaturwechsel; Reiben; Kühlung etc.	Besserung durch
Zeiten	morgens, mittags, abends, Uhrzeit	Verschlechterung durch
weitere Ein-flussfaktoren	Schlaf, Husten, Niesen, Lesen, Lachen etc.	

Begleit-beschwerden	Beispiele	Ihre Beschwerden
Allgemeines, Stimmung	Atembeschwerden, Husten, Asthma, Müdigkeit, Stimmungs-schwankungen, Frösteln, Schwitzen etc.	

Anmerkung: Eine Druckversion (pdf) dieses Fragebogens ist auf Anfrage bei den Autoren erhältlich und wird gerne per Mail zugeschickt.

3 Repertorium

Das Repertorium beinhaltet 35 homöopathische Arzneimittel, die einen charakteristischen Ähnlichkeitsbezug zu den akuten Symptomen der allergischen Rhinitis aufweisen. Es ist gegliedert nach:

- Lokalisation
- Empfindungen
- Sekrete
- Allgemeines und Begleitsymptome
- Modalitäten (< Verschlechterung; > Verbesserung)

Die Rubriken wurden folgendermaßen erstellt:

1. Zunächst wurde die Materia medica der wichtigsten Arzneien zur Therapie der allergischen Rhinitis erstellt. Ausgangsbasis war die Analyse wichtiger Repertoriumsrubriken der Klassiker (Bönninghausen, Boger, Phatak, Kent), der klinischen Relevanz (geheilte Symptome, Kasuistiken) und der Ergebnisse aus Arzneimittelprüfungen.
2. Die Arzneimittel der erstellten Materia medica wurden in dieses Repertorium übertragen.
3. Die Rubriken wurden mit Phataks *Homöopathischem Repertorium* (enthält komplett C. M. Bogers Einträge), Bönninghausens *Therapeutischem Taschenbuch* und dem Repertoriumsteil von Gypsers *Grundzüge der homöopathischen Heuschnupfenbehandlung* verglichen. Charakteristische Arzneien wurden nachgetragen (komplette Einträge aus dem Phatak-Repertorium und Gypser-Repertorium, aus Bönninghausen Arzneimittel im 3. und 4. Grad). Dabei sind aus didaktischen Gründen in der Materia medica nur die wichtigsten Symptome enthalten, Materia medica und Repertorium gleichen sich nicht spiegelbildlich.
4. Die Rubriken wurden kondensiert und zusammengefasst.
5. Das Modalitäten-Repertorium wurde in einen allgemeinen und einen spezifischen Abschnitt für Schnupfen, Niesen, Tränenfluss, Husten und Asthma unterteilt.

3.1 Lokalisation

Nase	Nasenwurzel	Ars, Arum-t, Arund, Brom, Carb-v, Gels, Iod, Kali-i, Nat-c, Puls, Sang, Stict
	Nasenrücken (äußere Nase)	Ars, Carb-v, Nat-m, Puls
	Nasenflügel, Nasenlöcher	Aral, Ars, Arum-t, Arund, Carb-v, Lach, Nat-m, Nux-v, Ran-b, Sulph
	Nasenspitze	Carb-v, Sil, Sulph
	Nasenneben-höhlen	Kali-i, Lach, Luf-op, Phos, Sabad, Stict
Augen	Lider	All-c, Ambro, Ars, Arund, Carb-v, Dulc, Euphr, Galph, Gels, Iod, Kali-i, Naja, Nat-m, Nux-v, Phos, Puls, Ran-b, Sil, Stict, Sulph
	Oberlid	Arund, Brom, Galph, Gels, Kali-i, Nat-c, Puls, Sulph
	Unterlid	Ars, Nat-m, Ran-b
	Lidränder	Arum-t, Carb-v, Euphr, Nux-v, Puls, Sabad, Sulph
	äußerer Augenwinkel	Ars, Arum-t, Nat-m, Nux-v, Ran-b, Sabad, Squil, Sulph
	innerer Augenwinkel	Carb-v, Nux-v, Phos, Puls, Sil, Wye
	Bindehaut	All-c, Ars, Arund, Galph, Kali-i, Nux-v, Puls, Ran-b, Sang, Sulph
	Augenbrauen	Arund, Nat-m, Sulph
Ohren	Eustachische Röhre, Gehörgang	Arund, Carb-v, Gels, Nux-v, Phos, Puls, Sabad, Sil, Wye
Mund und Rachen	Mund	All-c, Ars, Ars-i, Arum-t, Carb-v, Dulc, Galph, Gels, Iod, Lach, Nat-c, Nat-m, Nux-v, Puls, Ran-b, Sabad, Sil, Squil, Teucr
	Gaumen, Rachen, Hals	Arum-t, Arund, Galph, Gels, Lach, Nux-v, Phos, Puls, Ran-b, Sabad, Sin-n, Sulph, Wye
	Lippen	Arum-t, Lach, Nat-m, Sil, Sulph
	Oberlippe	All-c, Ars, Ars-i, Brom, Carb-v
	Zunge	All-c, Ars, Arum-t, Lach, Luf-op, Nat-m, Nux-v, Phos, Puls, Sulph

Kehlkopf	Kehlkopf	All-c, Arum-t, Brom, Galph, Gels, Iod, Lach, Nux-v, Phos, Puls
Brust	Brust	Aral, Gels, Naja, Phos, Ran-b
Seiten	links	All-c, Ars-i, Arum-t, Arund, Brom, Euphr, Lach, Naja, Phos, Squil, Sulph
	rechts	Ars, Gels, Psor, Puls, Sabad, Sang, Sil, Stict
Richtungen	absteigend	All-c, Aral, Brom, Iod, Lach, Phos, Puls, Stict
	aufsteigend	Brom, Dulc, Gels, Lach, Naja, Puls, Sabad, Sang, Sil, Sulph

3.2 Empfindungen

Beißend	All-c, Ambro, Aral, Carb-v, Euphr, Nux-v, Ran-b, Sulph, Teucr
Brennen	All-c, Ambro, Aral, Ars, Ars-i, Arum-t, Arund, Brom, Carb-v, Dulc, Euphr, Galph, Iod, Kali-i, Lach, Luf-op, Nat-c, Nat-m, Nux-v, Phos, Psor, Puls, Ran-b, Sabad, Sang, Sil, Sin-n, Squil, Sulph, Wye
Drücken	Ars, Brom, Carb-v, Nat-m, Nux-v
Enge	Lach, Phos, Puls
Fremdkörpergefühl Auge	Ars, Carb-v, Euphr, Gels, Iod, Kali-p, Nat-m, Phos, Psor, Puls, Ran-b, Sang, Sil, Sulph, Teucr
Hitzegefühl lokal	Aral, Arum-t, Gels, Naja, Nux-v, Sang, Sin-n, Wye
Jucken (auch Kitzeln, Kribbeln, Ameisen-laufen)	Ambro, Aral, Ars, Arum-t, Arund, Carb-v, Euphr, Galph, Iod, Kali-p, Lach, Nat-m, Nux-v, Psor, Puls, Ran-b, Sabad, Sil, Sulph, Teucr, Wye
Kältegefühl lokal	Dulc, Sin-n, Squil
Schwere	Ars-i, Arum-t, Arund, Brom, Galph, Gels, Lach, Nat-m, Nux-v, Phos, Puls, Sang, Sil, Sin-n, Stict
Stechen, Sticheln	All-c, Ars, Kali-p, Nat-c, Nat-m, Puls, Ran-b, Sabad, Sil, Squil, Stict
Trockenheit	(vgl. Sekretion, trocken)
Völlegefühl	Carb-v, Gels, Lach, Nux-v, Puls, Sang, Stict
Wundmachend (auch scharf, rau, roh)	(vgl. Sekretion, wundmachend, scharf)
Zusammenschnürung	Ars, Carb-v, Lach, Naja, Nux-v, Puls, Sil

3.3 Sekretion

Nase	Fließschnupfen	All-c, Ambro, Aral, Ars, Ars-i, Arum-t, Arund, Carb-v, Dulc, Euphr, Galph, Gels, Iod, Kali-i, Lach, Naja, Nux-v, Phos, Psor, Sabad, Sang, Squil, Sulph, Teucr
	Stockschnupfen	Ambro, Ars, Arum-t, Brom, Carb-v, Dulc, Gels, Iod, Lach, Luf-op, Nat-c, Nat-m, Nux-v, Phos, Psor, Puls, Ran-b, Sang, Sil, Sin-n, Stict, Sulph, Teucr
Auge	Tränenfluss	All-c, Ambro, Ars, Euphr, Galph, Kali-p, Nat-m, Nux-v, Puls, Ran-b, Sabad, Sang, Sil, Squil, Sulph
Konsistenz	blutig	Ambro, Ars, Arum-t, Brom, Dulc, Galph, Lach, Phos, Sang, Sil, Sulph
	dick	Ars, Ars-i, Carb-v, Dulc, Euphr, Kali-i, Nat-m, Psor, Puls, Sil, Sin-n
	klebrig, zäh, klumpig	Aral, Ars-i, Kali-p, Lach, Nat-m, Psor, Puls, Ran-b, Sin-n, Teucr
	krustenbildend	Ars, Arum-t, Brom, Dulc, Kali-p, Luf-op, Nat-m, Sil, Stict
	mild	All-c, Dulc, Euphr, Kali-i, Puls, Sil, Sulph
	trocken	Aral, Ars-i, Arund, Galph, Nat-c, Nat-m, Nux-v, Phos, Puls, Sang, Sil, Sin-n, Stict, Sulph, Teucr, Wye
	wässrig	Ambro, Aral, Ars, Ars-i, Arum-t, Arund, Carb-v, Euphr, Gels, Iod, Kali-i, Lach, Naja, Sabad, Sil, Sin-n, Squil, Teucr
	wundmachend, scharf	All-c, Aral, Ars, Ars-i, Arum-t, Brom, Carb-v, Euphr, Gels, Iod, Kali-i, Lach, Naja, Nat-m, Nux-v, Ran-b, Sang, Sil, Sin-n, Squil, Sulph, Wye
Farbe	gelb	Aral, Ars, Ars-i, Dulc, Euphr, Iod, Kali-p, Lach, Luf-op, Nux-v, Phos, Puls
	grau	Ars, Lach, Phos, Sil
	grün	Ars, Ars-i, Arund, Carb-v, Kali-i, Phos, Puls, Teucr

3.4 Allgemeines und Begleitsymptome

Aphthen	Aral, Ars, Arum-t, Carb-v, Lach, Nux-v
Asthma	All-c, Ambro, Aral, Ars, Ars-i, Arum-t, Arund, Brom, Carb-v, Dulc, Iod, Kali-i, Kali-p, Lach, Luf-op, Naja, Nux-v, Puls, Ran-b, Sang, Sil, Stict, Sulph
Durst	Ars, Arund, Carb-v, Dulc, Iod, Kali-p, Luf-op, Nat-m, Nux-v, Phos, Sil
Durstlosigkeit	Ars, Carb-v, Gels, Puls, Sabad
Frostig	Ars, Arund, Carb-v, Dulc, Euphr, Gels, Kali-p, Nat-m, Nux-v, Phos, Psor, Puls, Ran-b, Sabad, Sil, Stict, Teucr
Geruchssinn	Ars, Arund, Kali-i, Kali-p, Nat-m, Nux-v, Phos, Puls, Sang, Sil, Teucr
Heiserkeit, Aphonie	All-c, Ars-i, Arum-t, Brom, Carb-v, Dulc, Galph, Iod, Kali-p, Nat-m, Nux-v, Phos, Puls, Sulph, Wye
Husten	All-c, Ambro, Aral, Ars, Brom, Carb-v, Euphr, Gels, Iod, Lach, Naja, Nat-m, Nux-v, Phos, Puls, Sang, Sil, Sin-n, Squil, Stict, Wye
Kopfschmerzen	All-c, Ars, Gels, Kali-i, Lach, Luf-op, Nat-c, Nat-m, Nux-v, Phos, Psor, Sil, Sulph, Wye
Lichtempfindlichkeit	Ars, Arund, Brom, Euphr, Kali-i, Luf-op, Nat-c, Nat-m, Nux-v, Phos, Puls, Ran-b, Sabad, Sang, Sil, Sulph
Nasenbohren	Arum-t, Carb-v, Nat-c, Nat-m, Sabad, Sil, Stict, Teucr
Nasenbluten	Ambro, Arum-t, Brom, Carb-v, Galph, Nux-v, Phos, Puls, Sil
Niesen	All-c, Ambro, Aral, Ars, Ars-i, Arund, Brom, Carb-v, Dulc, Euphr, Galph, Gels, Iod, Kali-i, Kali-p, Lach, Nat-c, Nat-m, Nux-v, Phos, Puls, Sabad, Sang, Sil, Sin-n, Squil, Sulph
Räuspern	Lach, Nat-c, Nat-m, Nux-v, Phos, Puls, Ran-b, Wye
Rötung	Ars, Euphr, Galph, Kali-i, Lach, Nat-m, Nux-v, Phos, Puls, Sang, Sulph, Teucr
Schweiß	Aral, Ars, Arund, Carb-v, Kali-p, Lach, Nat-m, Nux-v, Sil, Sin-n, Sulph
Schwellung	Ars, Euphr, Gels, Kali-i, Lach, Nat-c, Nux-v, Phos, Puls, Sil, Sulph
Urtikaria	Ars, Dulc, Lach, Nat-m, Phos, Sil
Wärme	Ars-i, Arund, Brom, Iod, Kali-i, Nat-m, Sulph

3.5 Modalitäten, allgemein

Zeitlich	Periodizität	Ars, Gels, Nat-m, Nux-v, Psor, Puls, Sabad, Sang, Squil
	< morgens 4–9 Uhr	Ars-i, Arum-t, Carb-v, Dulc, Euphr, Lach, Luf-op, Naja, Nat-c, Nat-m, Nux-v, Phos, Puls, Ran-b, Sabad, Sang, Squil, Sulph
	< vormittags 9–12 Uhr	Carb-v, Gels, Lach, Nat-m, Nux-v, Phos, Ran-b, Sabad, Sil, Sulph, Teucr
	< nachmittags 12–16 Uhr	Arund, Galph, Nux-v, Puls, Ran-b, Sil, Teucr, Wye
	< abends 18–21 Uhr	All-c, Ars, Brom, Carb-v, Dulc, Euphr, Iod, Lach, Phos, Puls, Ran-b, Sang, Sil, Sin-n, Sulph
	< nachts 21–4 Uhr	Aral, Ars, Ars-i, Dulc, Euphr, Iod, Kali-i, Kali-p, Lach, Nat-m, Puls, Sabad, Sang, Sil, Stict, Sulph
Physikalisch	< Nässe, < Feuchtigkeit, < Baden > trockenes Wetter	Ars, Ars-i, Brom, Dulc, Gels, Kali-i, Lach, Psor, Puls, Sil, Sulph
	> Nässe, > Feuchtigkeit, > Baden < trockenes Wetter	Ars-i, Brom, Euphr, Kali-p, Nux-v, Puls, Sabad
	< im Freien, < kühle Luft > im Zimmer	Ars, Carb-v, Dulc, Euphr, Kali-p, Lach, Nux-v, Psor, Ran-b, Sabad, Sil, Teucr
	> im Freien, > kühle Luft < im Zimmer	All-c, Ars, Ars-i, Arund, Brom, Carb-v, Euphr, Iod, Kali-i, Lach, Luf-op, Nat-m, Puls, Sabad, Sang, Stict, Sulph, Teucr
	< Kälte (Anwendungen, Baden, Entblößen) > Wärme (Anwendungen, Bett, Einhüllen)	Ars, Ars-i, Brom, Dulc, Kali-p, Naja, Nux-v, Phos, Psor, Puls, Ran-b, Sabad, Sil, Squil, Teucr
	> Kälte (Anwendungen, Baden, Entblößen) < Wärme (Anwendungen, Bett, Einhüllen)	Ars-i, Arum-t, Brom, Carb-v, Euphr, Iod, Kali-i, Lach, Nat-c, Nat-m, Puls, Sulph

	< Staub	Ars, Brom, Puls, Sil
	< Wetter, schwüles	Ars, Brom, Carb-v, Gels, Lach, Nat-m, Puls, Sil
	< Wetterwechsel, < Temperaturwechsel	Ars, Carb-v, Dulc, Galph, Gels, Kali-i, Lach, Nat-c, Nux-v, Phos, Psor, Puls, Ran-b, Sil, Stict, Teucr
	< Wind, < Zugluft	Aral, Ars, Ars-i, Arum-t, Euphr, Lach, Naja, Nat-c, Nux-v, Phos, Puls, Sil, Squil, Sulph
Physiologisch	> Absonderungen (Auswurf, Sekret)	Aral, Ars, Dulc, Lach, Naja, Nux-v, Phos, Psor, Puls, Sil, Stict, Sulph
	< Bewegung	Nat-m, Nux-v, Phos, Ran-b, Sil, Stict, Sulph
	> Bewegung	Ars, Dulc, Gels, Iod, Kali-i, Kali-p, Puls
	< Geruch von Blumen	All-c, Nux-v, Phos, Sabad, Sang, Wye
	< Husten	Ars, Carb-v, Nux-v, Phos, Puls, Squil, Stict, Sulph
	< Liegen, < Hinlegen, nach	Ars, Carb-v, Dulc, Phos, Puls, Sabad, Sil, Stict
	> Liegen, > Hinlegen, nach	Carb-v, Iod, Nat-m, Nux-v, Sang, Sil, Sin-n, Squil
	< Niesen	Ars, Carb-v, Phos, Puls, Sabad, Sulph
	> Niesen	Lach, Naja
	< Schlaf	Aral, Ars, Carb-v, Euphr, Lach, Nat-m, Nux-v, Puls, Sabad, Sil, Sulph
	> Schlaf	Ars, Kali-p, Nux-v, Phos, Puls, Sang
	< Schneuzen, der Nase	Iod, Lach, Nux-v, Phos, Puls, Ran-b, Sulph
	> Schneuzen, der Nase	Sil
	< Sprechen, < Singen	Ars, Arum-t, Carb-v, Dulc, Iod, Nat-m, Nux-v, Phos, Sang, Sil, Sulph, Wye
Psychologisch	< Denken an Beschwerden	Gels, Sabad
	< Gefühlserregung	Gels, Kali-p, Lach, Nat-m, Nux-v, Puls, Teucr

3.6 Modalitäten, spezifisch

Zeitlich	Schnupfen	Niesen	Tränenfluss	Asthma, Husten
< morgens 4–9 Uhr	Ars, Arum-t, Iod, Kali-i, Nux-v, Phos	All-c, Gels, Nux-v, Phos, Puls, Sil	Ars, Puls	Ars, Euphr, Phos, Puls
> morgens 4–9 Uhr	Ars, Dulc, Lach	Nux-v, Sil		
< tagsüber	Nux-v, Sin-n			Euphr, Sin-n
< nachmittags 12–16 Uhr	Arum-t, Sin-n			
< abends 18–21 Uhr	Ran-b, Sin-n, Teucr			Ars, Brom, Naja, Nux-v
> abends 18–21 Uhr	Dulc			
< nachts 21–4 Uhr	Nux-v, Puls	Ars, Arum-t, Carb-v, Nux-v, Puls		Aral, Ars, Brom, Lach, Naja, Nux-v, Puls
> nachts 21–4 Uhr				Euphr

Physikalisch	Schnupfen	Niesen	Tränenfluss	Asthma, Husten
< im Freien, < kühle Luft > im Zimmer	Ars, Dulc, Euphr, Iod, Naja, Nux-v, Ran-b, Sabad, Sulph		Euphr, Iod, Nat-m, Puls, Sabad, Sulph	All-c, Ars, Psor
> im Freien, > kühle Luft < im Zimmer	All-c, Ars, Dulc, Iod, Nux-v, Ran-b, Squil			Brom, Puls
< Kälte (Anwendungen, Baden, Entblößen) > Wärme (Anwendungen, Bett, Einhüllen)	Ars, Dulc, Stict	Nux-v, Sil		Phos

Physikalisch	Schnupfen	Niesen	Tränenfluss	Asthma, Husten
< Wetterwechsel, < Temperaturwechsel	All-c, Gels, Phos			Phos
< Wetter, trockenes	Dulc			
< Wind, < Zugluft	Euphr, Nat-c, Phos		Euphr, Nat-m, Puls	Phos

Physiologisch	Schnupfen	Niesen	Tränenfluss	Asthma, Husten
> Arme abspreizen				Lach, Nux-v, Psor
> Aufstoßen				Carb-v, Nux-v
< Atmen tief, < Einatmen		All-c		Aral, Brom
< Essen, < Trinken		Nux-v	Sin-n	Kali-p, Sin-n
< Gähnen			Sabad	
> Gehen				Brom
< Husten	Euphr, Lach, Squil		All-c, Euphr, Nat-m, Puls, Sabad, Squil	
< Lachen, < Lesen	Teucr		Nat-m	Nux-v
< Liegen, < Hinlegen, nach	Sin-n		Euphr	(auch > Sitzen) Aral, Ars, Ars-i, Brom, Carb-v, Iod, Lach, Naja, Phos, Puls, Sang, Sin-n
> Liegen, > Hinlegen, nach	Puls			Euphr, Nux-v, Psor
< Niesen			Nat-m, Sabad	

Physiologisch	**Schnupfen**	**Niesen**	**Tränen-fluss**	**Asthma, Husten**
> Niesen				Naja
< Schlaf, < Einschlafen				Aral, Ars, Carb-v, Gels, Lach, Naja
> Schwitzen	Nat-c			
< Steigen				Arund, Iod

4 Materia medica

Die Materia medica enthält wie das Repertorium 35 Arzneimittel. Die Beschreibungen enthalten die wichtigsten Informationen. Die Arzneidarstellung ist gegliedert in:

- Name (Abkürzung)
- Synonyme; deutsche Bezeichnung; Pflanzenfamilie; Vorkommen
- Engramm (Merksatz in einem Kasten)
- Lokalisation
- Empfindungen
- Sekretion
- Allgemeines und Begleitsymptome
- Modalitäten
- Geistes- und Gemütssymptome

Materia medica und Repertorium bauen aufeinander auf. Dabei wurde zuerst eine umfassende Materia medica-Recherche durchgeführt. Erst danach wurde aus verlässlichen und soweit wie möglich klinisch bestätigten Symptomen das Repertorium erstellt. Dabei wurde auf die innere Logik geachtet. Einträge üblicher Repertorien wurden nach Überprüfung in verlässlichen Materia medica-Referenzen übernommen. Somit ergänzen sich Materia medica und Repertorium ideal und können als komplementäre Hilfswerkzeuge betrachtet werden. Die verwendeten Arzneimittellehren sind im Literaturverzeichnis aufgelistet.

4.1 Allium cepa (All-c.)

Cepa; Küchenzwiebel; Liliaceae; Naher Osten, Europa

Scharfe Nasensekrete und milde Tränen, > an frischer Luft

Lokalisation
- Nase, Auge, Konjunktiven, Kehlkopf
- linksseitig, von links nach rechts, nach unten wandernd

Empfindungen
- Brennen, Stechen
- scharf, beißend, Rohheit

Sekretion
- reichlich wässrige Tränen und Fließschnupfen
- scharfe Nasenabsonderung (Nase und Oberlippe wund), mit mildem Tränenfluss

Allgemeines und Begleitsymptome
- häufiges, heftiges Niesen, < beim Betreten eines warmen Zimmers, < morgens, < beim tiefen Atmen
- Tränenfluss < Husten
- Stirnkopfschmerz ausstrahlend Nase > Fließen der Absonderungen
- Heiserkeit, Schmerz im Kehlkopf < Husten
- Allergie auf Pfirsiche, Unverträglichkeit von Gurken, Salat
- empfindlich Geruch blühender Pflanzen
- Schwellung der Augen und um die Augen herum
- Hunger, reichliches Urinieren

Modalitäten
- < Frühling, < August, < abends, < Hitze, < warmes Zimmer, < helles Licht
- > kühle, frische Luft, > Baden, > Bewegung

Geist und Gemüt
- Benommenheit und Dumpfheit des Geistes

4.2 Ambrosia artemisiifolia (Ambro.)

Ambrosia elatior, Beifußblättriges Traubenkraut, Hohes Traubenkraut, engl. ragweed; Asteraceae (Compositae); Europa, Mexiko, Brasilien

Tränenfluss mit unerträglichem Juckreiz der Lider

Lokalisation
- Augen, Augenlider, Trachea, Bronchien, Lunge, Nase

Empfindungen
- Beißen, Brennen (Augen)
- unerträglicher Juckreiz (Lider)
- Verstopfungsgefühl (Nase und Kopf)

Sekretion
- wässrig (Tränen und Schnupfen)
- Stockschnupfen

Allgemeines und Begleitsymptome
- Niesen; Nasenbluten
- Asthmaanfälle
- Diarrhö

4.3 Aralia racemosa (Aral.)

Amerikanische Narde, Araliaceae; Nordamerika

Asthma im Frühling, Niesen bei Luftzug

Lokalisation
- Bronchien
- absteigend

Empfindungen
- brennend, roh (hinter dem Brustbein)
- beißend, wund (Choanen, Nasenflügel, hinter Brustbein, Lungen)

Sekretion
- stark (wässrig, salzig, wundmachend)
- erst trocken, später gelb, fadenziehend, zäh

Allgemeines und Begleitsymptome
- häufiges Niesen, beim geringsten Luftzug
- Nasenflügel wund, wie aufgesprungen
- allergisches Asthma mit Kitzeln im Hals, trockenem Husten nach dem ersten Schlaf, geringer Auswurf
- Nachtschweiß

Modalitäten
- < Frühling, < Luftzug
- Atemnot/Husten < nachts, < 23 Uhr, < Hinlegen, < Liegen, < Einatmen
- Atemnot/Husten > Liegen mit hochgelagertem Kopf, > aufrechtes Sitzen, > Auswurf

4.4 Arsenicum album (Ars.)

Arsenik, Arsenige Säure, Arsentrioxid

Scharfes Brennen, < in kalter Nacht und im Liegen, mit ängstlicher Ruhelosigkeit

Lokalisation

- Nase, Augen, Bronchien, Lunge
- rechtsseitig (Schnupfen)

Empfindungen

- Brennen
- Jucken (Augen nachts, Nase)
- Verstopfungsgefühl (Nasenrücken)
- Wundheitsgefühl (Nase)
- Fremdkörpergefühl (Auge)

Sekretion

- wässrig; scharf, beißend; spärlich
- wundmachend (Augenlider, Wangen, Nasenlöcher, Oberlippe)
- Stockschnupfen wechselnd mit Fließschnupfen
- Fließschnupfen trotz verstopfter Nase

Allgemeines und Begleitsymptome

- Rötung und ödematöse Schwellung der Augenlider
- Zucken der Augenlider; Lichtempfindlichkeit
- Niesen weckt nachts
- Asthma mit starkem Pfeifen; Asthma gegen Mitternacht
- Schwäche und Ruhelosigkeit
- frostig
- Durst auf kleine Schlucke Wasser
- Ekzeme

Modalitäten

- < von Mitternacht bis 2 Uhr, < nach 2 Uhr; < Kälte (Luft, Getränke, Essen)
- > Wärme (Anwendungen, Essen, Einhüllen), > Bewegung

- Asthma nach Verkühlung im Sommer, < Hinlegen abends; periodisch auftretend; > Vorbeugen, > aufrechtes Sitzen, > Liegen mit hochgelagertem Kopf, > Knie an den Kopf ziehen
- Fließschnupfen < frische Luft; > morgens, > Wärme

Geist und Gemüt

- ruhelos, ängstlich, misstrauisch

4.5 Arsenicum iodatum (Ars-i.)

Arsentrijodid

Hitzig und ruhelos

Lokalisation

- Nase
- links

Empfindungen

- brennend, scharf
- Trockenheit (Mund, Nase)

Sekretion

- reichlich
- wässrig-dünn, scharf, heiß, grün
- wundmachend (Oberlippe)
- dick, gelb

Allgemeines und Begleitsymptome

- Schwäche der Augen mit brennenden Schmerzen, als ob Tränenfluss einsetzen würde
- häufiges Niesen
- Psoriasis, chronische trocken-schuppige Ekzeme
- Verlangen nach Alkohol
- hitzig

Modalitäten

- < trockenes, kaltes Wetter, < Wind, < Einhüllen, < Anstrengung, < im Zimmer, < kaltes Baden, < Nässe
- > im Freien, > Essen, > Ruhe
- Asthma > Aufsetzen

Geist und Gemüt

- Ruhelosigkeit, hyperaktive Kinder

4.6 Arum triphyllum (Arum-t.)

Arisaema atrorubens, Zehrwurzel, Indianerrübe; Araceae; Amerika, China

Wundheit, Brennen, Aphonie und Zupfen an Lippe und Nase

Lokalisation

- Schleimhäute (Nase, Mund, Hals, Kehlkopf)
- links

Empfindungen

- Brennen, Wundheit, roh
- Kribbeln

Sekretion

- scharf, wundmachend, wässrig; Krusten
- Fließschnupfen bei verstopfter Nase
- kann wegen Schleim in Nasenlöchern kaum sprechen

Allgemeines und Begleitsymptome

- raue Stimme, Aphonie und Laryngitis nach kaltem Wind
- allergisches Asthma durch Pollen
- Kinder kauen Nägel, bohren in der Nase, zupfen, bis es blutet
- Aphthen
- Hitze im Kopf und im Gesicht während des Schnupfens

Modalitäten
- < nach kaltem Wind, < Singen, < Sprechen, < Hitze
- Nasenverstopfung < morgens
- Fließschnupfen < nachmittags
- Niesen < nachts

Geist und Gemüt
- eigensinnig und verdrießlich, nervös

4.7 Arundo mauritanica (Arund.)

Arundo donax, Wasserrohr, Pfahlrohr, Pfeilschilf, engl. reed; Gramineae; Mittelmeergebiet, Südeuropa, Südafrika, Südamerika

Jucken und Brennen des Gaumens und der Konjunktiven, Speichelfluss und Durst

Lokalisation
- Nase, Nasenlöcher, Augen, Augenlider, Gehörgang, Gaumen, Rachen

Empfindungen
- Ameisenlaufen
- Juckreiz, Brennen, Sticheln
- Trockenheitsgefühl

Sekretion
- schleimig, Schleimpfropfen
- wässrig
- bläulich

Allgemeines und Begleitsymptome
- ständiges Niesen; Schmerzen an der Nasenwurzel
- Augenlider: Schwellung, Rötung, Zucken, Schwere, Brennen, Jucken
- Lichtempfindlichkeit
- Verlust des Geruchssinns
- starker Speichelfluss (bei Schnupfen)

- Jucken im Gehörgang
- pfeifende Atmung mit diffusem Schweiß
- unablässiger Durst (morgens nach Erwachen)
- ständiges Hitzegefühl, verbrennt in der Sonne, friert im Schatten

Modalitäten

- < zwischen 12 Uhr mittags und abends, < Großstadtluft
- Atemnot < Treppe steigen, < Laufen
- > im Freien

Geist und Gemüt

- Angst durch Schleimansammlung in den Bronchien, > im Freien
- abgeneigt zu reden
- Kinder stecken Finger in die Ohren

4.8 Bromium (Brom.)

Brom

Heuschnupfen und Asthma, < durch Staub und Hitze, > durch feuchte Kälte

Lokalisation

- Nase, Bronchien
- linksseitig, wechselnde Seiten
- aufsteigend und absteigend

Empfindungen

- ätzend, brennend, Wundheit
- Kitzel, Beißen (Nase)
- Druck (Nasenwurzel)
- Spinnwebgefühl

Sekretion

- wundmachend (Nase, Nasenränder, Oberlippe)
- Fließschnupfen abwechselnd mit Stockschnupfen
- verstopft nach dem Niesen (erst rechtes, dann linkes Nasenloch)
- blutig und schmerzhaft (Schnäuzen)
- Krusten

Allgemeines und Begleitsymptome

- Tränenfluss rechts mit Schwellung der Tränendrüsen
- Schwere der Augenlider; Lichtempfindlichkeit
- Niesen anfallsartig, bei Einatmen; Nasenbluten
- Heiserkeit
- Asthma, kann nicht tief genug einatmen, < Staub
- krampfartiger, trockener Husten
- empfindlich gegen Luftzug

Modalitäten

- < Wärme, warmes feuchtes Wetter; < Kälte (Baden, Essen, feuchtes Wetter), < Staub
- > am Meer
- Husten < abends bis Mitternacht, < Eintritt in ein warmes Zimmer
- Asthma < Einatmen, < nachts; > Meer, > Gehen, > Aufsetzen

Geist und Gemüt

- Wahnidee, jemand sei hinter ihm; trübsinnig

4.9 Carbo vegetabilis (Carb-v.)

Holzkohle, Kohle von Rotbuchen- oder Birkenholz

Atemnot mit Verlangen nach frischer Luft, Schmerzen beim Niesen und Schnäuzen

Lokalisation

- Bronchien, Nase

Empfindungen

- Schmerzen in Nase, Rachen, hinterer Nasenöffnung; < Schnäuzen oder Niesen
- Jucken (um die Nasenlöcher, Lidränder, morgens)
- Kribbeln (Nase, mit erfolglosem Bemühen zu Niesen)
- Brennen, Sandgefühl in den Augen
- wie Gewicht auf den Augen

Sekretion

- reichlich oder fehlend, wässrig
- verstopft (Nase, abends)

Allgemeines und Begleitsymptome

- verklebte Lider nachts
- häufiges Niesen durch Reizung im Kehlkopf, ohne Schnupfen
- ständig Nasenbluten
- Heiserkeit abends; Asthma, Atemnot
- Schwäche, Kreislaufschwäche
- Unverträglichkeit von Fett, Flatulenz, Mundgeruch, Aufstoßen ranzig
- Eiseskälte

Modalitäten

- < Wärme < schwüles Wetter, < kalte Nachtluft < Singen
- > kühle Luft
- Asthma < Liegen, < letzte Schwangerschaftsmonate; > Aufstoßen
- Niesen < nachts im Bett

Geist und Gemüt

- reizbar, träge

4.10 Dulcamara (Dulc.)

Solanum dulcamara, Bittersüß, Bittersüßer Nachtschatten; Solanaceae; Europa, Nordafrika, Asien

Stockschnupfen in feucht-kalter Luft, bei Sommerregen

Lokalisation

- Augen, Bronchien

Sekretion

- reichlich, wässrig
- dick und gelb
- blutige Krusten

- trockener Schnupfen, behindert die Atmung
- verstopft, Stockschnupfen in feucht-kalter Luft

Allgemeines und Begleitsymptome

- Augenlid geschwollen im Wechsel mit Nasensymptomen
- träge, schlaff
- ständiges Niesen
- Heiserkeit und viel Schleim in Trachea
- Asthma mit lockerem Husten bei feucht-kaltem Wetter
- Durst auf kalte Getränke
- Nesselsucht, Durchfall, Blasenentzündung, Muskelschmerzen
- frostig, Eiseskälte

Modalitäten

- < kalt, feucht; < Wetterwechsel, < Temperaturveränderungen (Klimaanlage, Kühlraum)
- < Ausbleiben oder Unterdrückung von Absonderungen
- > Wärme (Ausnahme: Nesselausschlag <), > Umhergehen
- Heuschnupfen < frisch gemähtes Gras, < August, < an frischer Luft; > Meer
- Stockschnupfen < Kälte (Regen, Luft), < trockenes Wetter
- Fließschnupfen > geschlossene Räume, > morgens beim Erwachen, > abends; < frische Luft

Geist und Gemüt

- unruhig, reizbar, ungeduldig
- Konzentrationsschwäche

4.11 Euphrasia officinalis (Euphr.)

Augentrost; Scrophulariaceae; Europa, Asien, Nordamerika

Reichliche, scharfe Tränen und milder Fließschnupfen, Verschlimmerung abends und nachts, durch Licht und Wind

Lokalisation
- Schleimhäute (Augen, Nase)

Empfindungen
- Brennen, Jucken
- wie ein Haar vor den Augen, will ständig reiben (Fremdkörpergefühl)

Sekretion
- reichlich
- Tränen heiß, beißend (wässrig oder dick, gelb), hinterlassen lackartige Flecken
- mildes Nasensekret

Allgemeines und Begleitsymptome
- Rötung, Schwellung und Trockenheit der Augenlider und Lidränder
- Lichtempfindlichkeit
- Niesen
- lockerer Husten
- frostig

Modalitäten
- < abends und nachts, < im Bett nach Schlaf, < Zimmer, < Wärme
- > frische Luft
- Tränen < Licht, < Wind, < kalte Luft, < Liegen, < Husten
- Sehen > Blinzeln, > Augen reiben
- Schnupfen < im Freien, < Wind
- Husten < tagsüber; > im Liegen > nachts

Geist und Gemüt
- Abneigung zu reden, Gedächtnisschwäche

4.12 Galphimia glauca (Galph.)

Thryallis glauca; Malpighiaceae; Mittelamerika, Mexiko bis Panama

Juckreiz, trocken, Schweregefühl, Antriebsschwäche

Lokalisation
- Nase, Auge, Mund, Rachen, Gaumen

Empfindungen
- Jucken, Kribbeln, Brennen, Trockenheit
- Schweregefühl des Kopfes und der Augenlider
- Kehlkopf rau

Sekretion
- Stock- oder Fließschnupfen
- heftiges Tränen der Augen
- Nasenbluten

Allgemeines und Begleitsymptome
- entzündlich gerötete Bindehäute
- verschwommenes Sehen
- gehäuftes Niesen
- Heiserkeit
- auch als Prophylaktikum im Frühjahr

Modalitäten
- < Wetterwechsel, < nachmittags

Geist und Gemüt
- erschöpft, „wie unter Tranquilizern", Antriebsschwäche

Anmerkung: Die Materia medica beruht auf der homöopathischen Arzneimittelprüfung, die 2006 von den Autoren durchgeführt wurde: Teut M, Dahler J, Schnegg C, et al.: *Galphilmia glauca: Die homöopathische Arzneimittelprüfung*. Essen: KVC Verlag 2009. Galphimia glauca in Tiefpotenz hat (als bewährte Indikation) eine Wirkung, die mit konventionellen Antihistaminika vergleichbar ist.

4.13 Gelsemium sempervirens (Gels.)

Wilder Jasmin; Loganiaceae; Nord- und Mittelamerika

Wundmachender Schnupfen, schwere Lider, will seine Ruhe haben

Lokalisation
- Nase, Augenlider

Empfindungen
- wie kochendes Wasser
- Fremdkörpergefühl (Augen)

Sekretion
- Fließschnupfen wässrig dünn, wundmachend
- verstopfte Nase

Allgemeines und Begleitsymptome
- schwere, herabfallende Lider
- verschwommenes Sehen, Augen rot, wie wund
- trockener Husten mit Brennen in Kehlkopf und Brust
- Schluckschmerz ins Ohr

Modalitäten
- < vormittags, < Wetterwechsel, < Frühling, < Sommer, < feuchtes Wetter
- > fortgesetzte Bewegung
- Niesen < frühmorgens

Geist und Gemüt
- benommen, will seine Ruhe; Erwartungsspannung

4.14 Iodium (Iod.)

Jod

Heißer Schnupfen und Asthma in der Sommernacht

Lokalisation

- Nase, Kehlkopf, Bronchien
- absteigend

Empfindungen

- Jucken
- Fremdkörpergefühl (Augen)

Sekretion

- Nase verstopft, im Freien Fließschnupfen; abwechselnd verstopft und fließend
- heiß, brennend, wässrig, anhaltend
- reichlich gelber Schleim

Allgemeines und Begleitsymptome

- starker Tränenfluss
- viel Niesen
- schmerzhafte Heiserkeit mit Erstickungs- und Würgegefühl
- Asthma
- immer zu heiß

Modalitäten

- < Wärme, < abends, < nachts
- > Kälte (Luft, Wasser), > Umhergehen im Freien
- Asthma < Liegen, < Sprechen, < Ruhe, < geringe Anstrengung, < Treppensteigen; > Aufsetzen

Geist und Gemüt

- niedergeschlagen, ruhelos und übellaunig

4.15 Kalium iodatum (Kali-i.)

Kaliumjodid, Jodkalium

Starker wässriger scharfer Schnupfen, Stirnhöhlen, Verschlimmerung während Ruhe oder drinnen

Lokalisation

- Nase, Stirnhöhle, Augen, Bronchien

Empfindungen

- Brennen
- Klopfen
- verstopft (Kopf)

Sekretion

- reichlich: wässrig, scharf, wundmachend, salzig
- grünlich: dick, faulig riechend, kühl, mild, schaumig

Allgemeines und Begleitsymptome

- obere Augenlider aufgedunsen, mit Tränenfluss und Rötung der Bindehaut
- Blinzeln ist schmerzhaft
- Nase rot und geschwollen
- Engegefühl an der Nasenwurzel
- heftiges Niesen
- Verlust Geruchssinn
- Asthma bei jungen Menschen
- Speichelfluss und Atemnot bei Fließschnupfen
- warmblütig, wechselnd heiß und kalt

Modalitäten

- < Hitze, < nachts, < 5 Uhr, < von Sonnenuntergang bis Sonnenaufgang, < Meer, < Feuchtigkeit, < Wetterwechsel
- > Bewegung, > kühle, frische Luft, > Frühstück, > Aufstehen

Geist und Gemüt
- Kalium: konservativ, besorgt um die Familie, streitlustig, leichtes Weinen, Ängste
- Iodatum: Aktivität, Reizbarkeit, gewalttätig, witzig, wortgewandt

4.16 Kalium phosphoricum (Kali-p.)

Kaliumphosphat

Fauliges, goldgelbes Sekret, depressive Erschöpfung, mit Schweiß im Gesicht

Lokalisation
- Choanen, Nase, Augen, Gemüt

Empfindungen
- Jucken (Choanen)
- Brennen, Stechen
- Fremdkörpergefühl (Augen)

Sekretion
- faulig, stinkend
- gold- oder orangegelb
- Krusten
- scharf (Augen)

Allgemeines und Begleitsymptome
- Augen schwimmen in Tränen
- Geruchssinn sehr empfindlich oder fehlend
- heftiges Niesen
- Schwitzen an Kopf und Gesicht
- viel Durst auf eiskaltes Wasser
- frostig

Modalitäten

- < 2 Uhr, < Kälte, < Essen, < geringfügige Anlässe, < Aufregung, < trockene Luft
- > Ruhe, > Schlaf, > Wärme, > langsame Bewegung
- Asthma < geringstes Essen

Geist und Gemüt

- Erschöpfung, Depression; nervöse Reizbarkeit
- Schüchternheit mit Erröten, Abneigung Gesellschaft

4.17 Lachesis muta (Lach.)

Surukuku, Buschmeisterschlange; Crotalidae; Südamerika

Linksseitig, Engegefühl, > bei Absonderungen und an frischer Luft

Lokalisation

- Nase, Nasennebenhöhlen, Augen, Bronchien
- linksseitig, von links nach rechts

Empfindungen

- Engegefühl
- Jucken, Brennen (Augen)

Sekretion

- wässrig, wundmachend
- übelriechend
- verstopfte Nase
- Schleimsekretion aus der Nase beim Husten

Allgemeines und Begleitsymptome

- anfallsweises Niesen
- Nasenlöcher und Lippen wund
- Nasenbluten beim Schnäuzen
- Asthma, Kitzelhusten mit Erstickungsgefühl
- Kopfweh vor Fließen des Sekrets
- Hitze in Wellen

Modalitäten

- < morgens, < vormittags, < Berührung, < Druck, < Schlucken, < nach Schlaf, < Wärme, < Frühling, < Sommer, < Herbst, < heiße Getränke, < schwüles Wetter
- > Fließen des Sekrets, > Kälte (frische Luft, Getränke)
- Schnupfen > morgens
- Erstickungsanfall < Hinlegen, < Liegen

Geist und Gemüt

- Geschwätzigkeit, Eifersucht, Misstrauen

4.18 Luffa operculata (Luf-op.)

Esponjilla; Curcubitaceae; Süd-, Mittelamerika

Stockschnupfen mit trockenen Schleimhäuten und Stirnkopfschmerzen, > im Freien

Lokalisation

- Nase, Nebenhöhlen, Augen

Empfindungen

- Trockenheit, Brennen

Sekretion

- Stockschnupfen, Krusten in der Nase
- weiß oder gelb (morgens), klar (tagsüber)

Allgemeines und Begleitsymptome

- Photophobie
- Sinusitis; Stirnkopfschmerzen
- Brennen der Zungenspitze
- Kurzatmigkeit, Asthma
- Müdigkeit, Mattheit
- unstillbares Hunger- und Durstgefühl, mit Abmagerung

Modalitäten

- < morgens, < trockene Zimmerluft
- > im Freien

Geist und Gemüt

- Gereiztheit, Antriebslosigkeit

4.19 Naja tripudians (Naja)

Naja naja, indische Kobra, Brillenschlange; Elapidae; Indien, China

Wässrig-scharfer Heuschnupfen im August mit Asthma nachts

Lokalisation

- Augen, Nase, Brust, Bronchien, links

Empfindungen

- geschwollen, wund, heiß, verstopft (Nase)
- Hitzegefühl
- Zusammenschnürung

Sekretion

- wässrig
- scharf

Allgemeines und Begleitsymptome

- Asthma beginnend mit Schnupfen
- Ausfließen von Wasser aus der Nase, dann heftiges Niesen, welches das Atmen erleichtert
- verstopfte Nase ab morgens zunehmend
- Schwellung der Lider morgens
- Husten mit Heiserkeit und rohem Gefühl im Kehlkopf

Modalitäten

- < morgens, < Zugluft
- Heuschnupfen < August

- Nasenverstopfung < frische Luft; > Absonderung von dünnem, wässrigen Schleim
- Atmung und Asthma < Liegen, < Schlaf, < abends; > Aufsetzen, > heftiges Niesen

Geist und Gemüt
- starkes Pflichtbewusstsein
- Grübeln, Niedergeschlagenheit

4.20 Natrium carbonicum (Nat-c.)

Natriumcarbonat, Natron, Soda

Verstopfte Nase nachts, Niesanfälle morgens

Lokalisation
- Nase, Oberlider, Rachen

Empfindungen
- verstopft (Nase), trocken, Schwellung
- Oberlidschwellung rechts
- Brennen, Stechen

Sekretion
- verstopfte Nase ohne vorherigen Fließschnupfen
- besonders nachts Nase verstopft, schläft mit offenem Mund
- Fließschnupfen mit viel Niesen

Allgemeines und Begleitsymptome
- morgendliche Niesanfälle (Hausstauballergie, Springer et al 2008)
- Schnupfen < Zugluft
- Rötung und Schwellung der Nase
- trockener, rauer Rachen, viel Räuspern
- Kopfschmerzen durch Sonne, bei heißem Wetter

Modalitäten

- < Hitze, < Sonne, < morgens, < Zugluft, < Gewitter
- > Bohren mit dem Finger in Nase oder Ohr; > Schwitzen (Schnupfen)

Geist und Gemüt

- < geistige Anstrengung

4.21 Natrium muriaticum (Nat-m.)

Natrium chloratum, Natriumchlorid, Kochsalz

Wechsel von Fließ- und Stockschnupfen mit Lippenherpes und Traurigkeit

Lokalisation

- Gemüt, Augen, Nase

Empfindungen

- Brennen
- Jucken
- trocken
- wund
- Fremdkörpergefühl (Augen)

Sekretion

- heftiger Fließschnupfen, dann Verstopfung der Nase hoch oben
- wässrig, ätzend
- dickflüssig, weiß
- scharf, brennend

Allgemeines und Begleitsymptome

- verschwommenes Sehen
- empfindlich gegen Lampenlicht
- Sklera gerötet
- heftiges Niesen frühmorgens oder zu Beginn des Schnupfens
- Verlust von Geruchs- und Geschmackssinn

- Bläschen an den trockenen, rissigen Lippen und an den Nasenflügeln
- morgens Räuspern

Modalitäten
- < 9–11 Uhr, < Essen, < Hitze, < Anstrengung, < starke Gemütserregung, < am Meer
- > frische Luft, > kalt baden, > Ruhe, > tief atmen, > vor dem Frühstück, > Liegen auf der rechten Seite
- Tränenfluss < frische Luft, < Wind, < Lesen, < Niesen, < Husten, < Lachen
- Periodizität der Beschwerden

Geist und Gemüt
- verletzlich
- Verlangen nach Einsamkeit, stiller Kummer, < Trost
- großes Verantwortungsgefühl

4.22 Nux vomica (Nux-v.)

Brechnuss, Krähenaugen von Strychnos nux vomica, Brechnussbaum; Loganiaceae; Indien, Malaysia, Australien

Fließschnupfen tagsüber im Haus, Stockschnupfen nachts und an der frischen Luft

Lokalisation
- Gemüt, Nase, Ohren, Eustachische Röhre, Augen, Lidränder

Empfindungen
- Kribbeln im Nasenloch, wie Reizung durch Feder in der Nase
- Jucken
- Brennen (Lidränder morgens)
- Beißen, trocken (Augenwinkel innen, frühmorgens)
- Rohheitsgefühl

Sekretion

- Nase läuft, obwohl verstopft; abwechselnde Seiten oder nur eine Seite

Allgemeines und Begleitsymptome

- Niesen, heftig, quälend
- überempfindlicher Geruchssinn
- Photophobie morgens und verklebte Lider
- Tränenfluss beim Gähnen morgens
- Hitzegefühl (Kopf)
- Frösteln

Modalitäten

- < morgens nach dem Erwachen, < vormittags, < Kälte, < frische und trockene Luft, < Zugluft, < Bewegung, < geistige Anstrengung, < Ärger
- > reichliche Absonderungen, > Seitenlage, > kurzer Schlaf
- Stockschnupfen < nachts, frische Luft
- Fließschnupfen < tagsüber, im Haus
- Augenjucken > Reiben
- Konjunktivitis Frühjahr

Geist und Gemüt

- reizbar, nervös, zornig, ungeduldig
- aktive, tätige Menschen

4.23 Phosphorus (Phos.)

Phosphor

Heiserkeit, erregbar, Schwäche, blutig, absteigend

Lokalisation

- Bronchien
- Nase

Sekretion

- blutig, Nasenbluten

Allgemeines und Begleitsymptome

- Trockenheit, Rauheit, Heiserkeit [Kehlkopf]
- Neigung zu rezidivierenden Erkältungen (absteigend in Bronchien)
- Asthma, Beengungsgefühl auf Bronchien, Druck auf Brustbein (wie von Last), trockener Husten
- Nasenbluten, Polypen, Fließ- und Stockschnupfen im Wechsel, Niesen durch Gerüche
- Schwäche, Abmagerung

Modalitäten

- < im Liegen, linksseitig
- < linksseitig
- < Gemütsbewegungen
- < Licht
- < Gerüche, Rauch
- < Kälte
- > Schlaf
- > Essen
- > Reiben, Massieren

Geist und Gemüt

- erregbar, ängstlich
- empfindsam auf äußere Eindrücke, schwierige Abgrenzung („menschliches Barometer“)
- geistige Erschöpfung

4.24 Psorinum (Psor.)

Krätzstoff, Krätzenosode

Allergisches Asthma, Atemnot beim Sitzen, im Freien und > im Liegen

Lokalisation

- Augen, Atmung

Empfindungen

- Sandgefühl und Brennen der Augen
- Jucken

Sekretion

- faulig riechend
- Fließschnupfen mit Brennen und Niesen
- zäher Schleim; Stockschnupfen

Allgemeines und Begleitsymptome

- Schwäche, Erkältungsneigung
- Hunger oder ungewöhnliches Wohlbefinden vor einem Anfall
- fauliger widerlicher Körpergeruch
- fettige, raue Haut, Juckreiz, kratzt sich blutig
- sehr frostig

Modalitäten

- < Kälte, < im Freien, < bei Wetterwechsel, < stürmisches Wetter, < Waschen
- > Wärme, > warme Kleidung (auch im Sommer)
- Atemnot < Sitzen und im Freien; > im Liegen, > bei weit vom Körper abgespreizten Armen
- Periodizität der Beschwerden

Geist und Gemüt

- Ängstlichkeit, verzweifelt an Genesung

4.25 Pulsatilla pratensis (Puls.)

Anemone pratensis, Wiesenkuhschelle; Ranunculaceae; Europa

Milde, gelbe Sekrete, < in geschlossenen Räumen, > an frischer Luft

Lokalisation

- Nase, Konjunktiven, Atmung, Gemüt
- rechte Seite

Empfindungen

- Verstopfung der Nase, Juckreiz
- brennend, stechend, Trockenheitsgefühl (Augen)
- Fremdkörpergefühl (Augen)

Sekretion

- Tränenfluss im Freien
- dick, mild, gelbgrünes Sekret
- Absonderung im warmen Zimmer
- mild-eitrige Konjunktivitis

Allgemeines und Begleitsymptome

- Geruchsverlust
- Trockenheit der Zunge mit Durstlosigkeit
- Verlangen nach frischer, kühler Luft

Modalitäten

- < in geschlossenen Räumen, < abends, < Nasswerden der Füße
- > im Freien, > kühle Luft, > fortgesetzte Bewegung, > aufrechte Haltung
- Stockschnupfen > Hinlegen

Geist und Gemüt

- mild, gefühlsbetont, tränenreich, weinerlich
- Verlangen nach Trost und Gesellschaft
- wechselhaft

4.26 Ranunculus bulbosus (Ran-b.)

Knollenhahnenfuß; Ranunculaceae; Europa, Nordamerika

Kribbeln in Nase, Choanen und Gaumen

Lokalisation
- äußerer Augenwinkel rechts, Konjunktiven, Innenseite der Unterlider, Gaumen, Nasenwurzel, Nasenlöcher, Choanen

Empfindungen
- Kribbeln, Kitzeln (Nasenlöcher, Choanen, Gaumen)
- Beißen wie von Rauch
- Fremdkörpergefühl (Augen)
- Jucken
- Stiche (Augen)
- Brennen
- wund (Lider)

Sekretion
- reichlich zäher Schleim
- verstopft (Nase)
- Tränenfluss

Allgemeines und Begleitsymptome
- Räuspern, Schlucken, Schnäuzen, um die kribbelnden Bereiche zu kratzen
- Heiserkeit, Brustbeklemmung, Rötung, Photophobie

Modalitäten
- < abends im Raum (Nasenverstopfung), < im Freien, < Temperaturveränderung, < Bewegung

Geist und Gemüt
- hastig, reizbar, streitsüchtig

4.27 Sabadilla officinalis (Sabad.)

Schoenocaulon officinale, Läusesamen; Liliaceae; Venezuela, Guatemala, Mexiko

Krampfartiges Niesen

Lokalisation
- Nase, innerer Hals, weicher Gaumen, Stirnhöhlen, Augen
- rechte Seite, Seitenwechsel

Empfindungen
- krampfartiges, hartnäckiges Niesen; reibt die Nase
- Jucken und Kribbeln in der Nase und am weichen Gaumen und im Ohr
- Juckreiz in der Nase breitet sich über den ganzen Körper aus, anschließend Atemnot
- geruchsempfindlich
- ein Nasenloch ist verstopft
- Brennen der Augen mit Tränenfluss
- Augenlider gerötet, brennend

Sekretion
- wässrig, Fließschnupfen

Allgemeines und Begleitsymptome
- Überempfindlichkeit für Gerüche
- Sinusitis, Völlegefühl in der Stirn
- Hitzegefühl des Gesichts
- Mangel an Lebenswärme

Modalitäten
- < kalte Luft, < beim Denken an die Beschwerden, < Blumenduft, < vormittags
- Tränenfluss < Niesen, < Husten, < Gähnen
- > an der frischen Luft, > Wärme, > im warmen Zimmer, > heiße Luft, > warme Speisen

- > Trinken, warme Getränke
- periodisch wiederkehrende Beschwerden

Geist und Gemüt
- gesteigerte Phantasie, Einbildungen

4.28 Sanguinaria canadensis (Sang.)

Kanadische Blutwurzel; Papaveraceae; Nordamerika

Rechts > links, brennende Trockenheit, warmblütig

Lokalisation
- Schleimhäute, Augen, Nase, Rachen
- rechtsseitig, erst rechts, dann links

Empfindungen
- brennend, wund, trocken
- Brennen im Rachen, Trockenheit
- Schmerzen an der Nasenwurzel
- geruchsempfindlich
- Fremdkörpergefühl (Augen)

Sekretion
- scharf, wässrig, wundmachend
- abwechselnd verstopfte und laufende Nase
- brennende Trockenheit in den Augen, gefolgt von starkem Tränenfluss
- Tränenfluss mit Schnupfen, Tränen werden als heiß empfunden

Allgemeines und Begleitsymptome
- umschriebene Röte der Wangen
- keuchend, pfeifendes Atmen bei Asthma
- warmblütig

Modalitäten
- < Gerüche, < Licht, „rose cold“ mit Asthma

- > Schlaf, > ruhiger und dunkler Raum, > Rückenlage, > kühle Luft
- periodische Beschwerden (mit der Sonne, wöchentlich)

Geist und Gemüt
- nervös, ängstlich

4.29 Silicea (Sil.)

Kieselsäure

Trocken, verstopft, nachgiebig

Lokalisation
- Nasenspitze, Nase innen, Nasennebenhöhlen, innere Augenwinkel, Tränenkanäle

Empfindungen
- Jucken, Trockenheit
- Juckreiz der Nasenspitze
- Fremdkörpergefühl (Augen)

Sekretion
- verstopft
- trockene, harte Krusten, blutend beim Ablösen

Allgemeines und Begleitsymptome
- Lichtempfindlichkeit
- morgendliches Niesen
- Verlust des Geruchssinns
- Rhagaden an den Nasenlöchern
- frostig

Modalitäten
- < Kälte, < Wetterumschwung, < Zugluft, < Entkleiden, < Baden, < nachts
- > Wärme, > warmes Einhüllen

Geist und Gemüt
- nachgiebig, Erwartungsspannung, schüchtern

4.30 Sinapis nigra (Sin-n.)

Brassica nigra; Schwarzer Senf; Cruciferae (Brassicaceae); gemäßigte Klimazonen

Trocken, heiß, fadenziehend

Lokalisation
- Nase, Augen

Empfindungen
- trocken, berührungsempfindlich
- brennend, heiß, wund

Sekretion
- dünn, wässrig
- wundmachend, scharf, brennend
- klumpig, fadenziehend
- fehlende oder verminderte Sekretion
- verstopfte Nase, wechselnde Seiten oder nur links
- fühlt sich kalt an

Allgemeines und Begleitsymptome
- Niesen, Tränenfluss, hackender Husten
- Schweiß, v. a. Stirn, Oberlippe

Modalitäten
- < Sommer
- > nachts
- > Hinlegen
- Nase, Atmung < tagsüber, < Hinlegen
- Kopf, Augen, hackender Husten < Essen
- verstopfte Nase < nachmittags und abends

Geist und Gemüt
- gereizt, aktiv nachts

4.31 Squilla maritima (Squil.)

Scilla maritima, Urginea maritima, Meerzwiebel; Liliaceae; Mittelmeerraum

Augen schwimmen in Tränen, Schnupfen mit Husten

Lokalisation

- Augen, Nase, Schleimhäute

Empfindungen

- „Augen schienen einige Minuten lang in kühlem Wasser zu schwimmen"
- stechende Schmerzen beim Husten; in den Seiten, besonders während Einatmung

Sekretion

- wässrig (Nase)
- scharf, wundmachend (Fließschnupfen)

Allgemeines und Begleitsymptome

- Schnupfen mit Husten
- Husten morgens locker, abends trocken, durch Kitzeln im Kehlkopf
- beim Husten Tränen und herausspritzender Urin
- reibt sich die Augen und das Gesicht (mit den Fäusten, während des Hustens)
- linkes Auge erscheint kleiner, Schwellung des Oberlides
- häufiges, heftiges Niesen, beim Husten
- Ödeme
- kalte Hände und Füße bei warmem Körper

Modalitäten

- < frühmorgens, < Husten
- Hals < Entblößen
- Nase > im Freien

4.32 Sticta pulmonaria (Stict.)

Lobaria pulmonaria, Lungenflechte, Lungenmoos; Stictaceae; weltweites Vorkommen

Schweregefühl an der Nasenwurzel, Frösteln, Rededrang

Lokalisation
- Nasenwurzel, Bronchien
- rechtsseitig

Empfindungen
- Trockenheit
- Dumpfheit mit Schwere- und Völlegefühl der Nasenwurzel
- Stechen (Schmerz diagonal verlaufend)

Sekretion
- trocken, krustig
- erfolgloses Schnäuzen, häufig
- Nasenbohren

Allgemeines und Begleitsymptome
- trocken-bellender Husten, < Einatmen von kalter Luft
- Brennen der Augenlider, Augapfel schmerzhaft
- Sinusitis frontalis
- unaufhörliches, trockenes Hüsteln, das am Einschlafen hindert
- Asthma durch Pollen
- Ruhelosigkeit der Hände und Füße
- Frostigkeit

Modalitäten
- < Wetterwechsel plötzlich, < Temperaturwechsel, < nachts, < Hinlegen, < fortgesetzte Bewegung (Nasenverstopfung)
- < Aufstehen (Völlegefühl im Kopf, wässrige Absonderungen aus Nase und Augen, die das Sehen und Atmen erschweren)
- < Husten (Hustenreiz wird verschlimmert)
- > ungehinderte Absonderungen, > im Freien, > Kälte (Nasenabsonderung)

Geist und Gemüt

- Rededrang, Gefühl zu schweben

4.33 Sulphur (Sulph.)

Schwefel

Brennende Sekrete im Freien, Jucken, Rötung

Lokalisation

- Augen, Augenlider, Augenwinkel, Nasenspitze, Nasenflügel, Haut

Empfindungen

- Beißen
- Brennen
- Juckreiz (auch Augenbrauen und Nasenspitze)
- Trockenheit, Schmerzen wie von Staub oder Sand (Auge, Augenlid)

Sekretion

- scharf, wundmachend, rötend
- blutgestreift
- übelriechend
- lösen Juckreiz aus
- reichlich brennend im Freien, trocken im Zimmer (Tränen, Schnupfen)

Allgemeines und Begleitsymptome

- starke Rötung der Lippen, ganzes Ohr, Nasenspitze, Augenlider
- fliegende Hitze und Blutandrang zum Kopf
- plötzlich hungrig und schwach am Vormittag
- Augenbeschwerden zahlreich und ausgeprägt
- verklebte Lider, Lidekzem
- Nasenverstopfung abwechselnde Seiten; tröpfelt, rot, geschwollen

- häufiges Niesen
- Nasenbluten
- Hals wie geschwollen; Trockenheit mit Hustenreiz
- Atembeschwerden nachts mit Verlangen nach frischer Luft
- tiefe heisere Stimme

Modalitäten

- < Kontakt mit Wasser
- < Erhitzung: Überanstrengung, Bettwärme
- < periodisch
- < Licht und Bewegung (Augen)
- > im Freien
- > trockenes warmes Wetter
- > Kratzen bei Juckreiz an der Haut wohltuend lindernd, nachher Brennen

Geist und Gemüt

- Denken fällt schwer
- langsam, träge, hungrig und immer müde
- selbstbezogen; rücksichtslos

4.34 Teucrium marum verum (Teucr.)

Marum verum, Teucrium marum, Katzenkraut, Amberkraut, Katzengamander; Labiatae; Mittelmeerraum

Zupfen an der Nase, Nasenpolypen

Lokalisation

- Nase, Rektum

Empfindungen

- Kribbeln, Ameisenlaufen
- Trockenheit, Verstopfungsgefühl
- Beißen
- Fremdkörpergefühl (Augen)

Sekretion

- wässrig
- klumpige Absonderungen, grüne Massen, Krusten

Allgemeines und Begleitsymptome

- Augenlider gerötet und aufgedunsen
- Beißen der inneren Augenwinkel
- ständige Neigung zum Schnäuzen
- Kribbeln der Nase, muss ständig daran zupfen, mit Tränen der Augen und Niesen
- Nase verstopft auf der Seite, auf der man liegt
- Nasenpolypen
- Jucken am Gaumen
- Reizung der Trachea
- frostig

Modalitäten

- < Kälte, < Wetterwechsel
- > im Freien

4.35 Wyethia helenioides (Wye.)

Wyethia, Kalifornischer Weihnachtsstern; Compositae; Nordamerika

Juckreiz im Gaumen, erstreckt sich zum Ohr

Lokalisation

- Nase, Pharynx, Gaumen, Epiglottis, innerer Augenwinkel

Empfindungen

- brennend (Bronchien), verbrüht (Mund), Hitzegefühl (Ösophagus), Trockenheit
- Juckreiz (retronasal und Gaumen, zum Ohr ausstrahlend)
- Verlängerungsgefühl (Uvula), Kitzelreiz (Epiglottis)
- Gefühl, als steige das Blut zum Gesicht oder Kopf hoch

Sekretion

- wundmachend
- trocken (Nase, Husten, Asthma)

Allgemeines und Begleitsymptome

- kratzt ständig mit der Zunge am Gaumen, um den Juckreiz zu stillen
- ständiges Räuspern und Schlucken
- Heiserkeit beim Sprechen und Singen („clergyman's sore throat")
- Kopfschmerz beim Schwitzen
- Frösteln um 22/ 23 Uhr

Modalitäten

- < Geruch von Rosen und Blumen
- < Herbst

5 Kasuistiken

5.1 Fall 1: Ambrosia – 35-jährige Patientin

Anamnese und Befund

Die Patientin stellt sich im Juni im Rahmen der Sprechstunde vor. Sie leidet seit mehreren Jahren unter Heuschnupfenbeschwerden von Mai bis August. Sie klagt über Jucken der Augenlider mit Tränen und Brennen, Reiben verschlechtert, Spülen mit Wasser bessert die Beschwerden. Es besteht auch explosionsartiges Niesen, und die Nase läuft mit einem wässrigem Sekret. Teils säßen die Beschwerden auch auf der Brust. Alle Beschwerden bestünden nur, wenn sie reingeht, aber nicht im Garten.

Fallanalyse

Im Vordergrund der Beschwerden steht das Jucken der Augenlider mit Tränenfluss und Brennen. Verschlechterung bei Reiben und Besserung durch Spülen mit Wasser sind nicht ungewöhnlich. Weitere Symptome sind das Niesen, der wässrige Fließschnupfen und das angedeutete Asthma. Alle Symptome werden im Zimmer verschlechtert. In diesem Fall werden alle Symptome von der Patientin sehr klar und deutlich umschrieben und deshalb für die Repertorisation verwendet.

Repertorisation

- Lokalisation: Augen, Lider
- Empfindungen: Brennen
- Empfindungen: Jucken (auch Kitzeln, Kribbeln, Ameisenlaufen)
- Sekretion: Nase – Fließschnupfen
- Sekretion: Auge – Tränenfluss
- Sekretion: Wässrig
- Allgemeines und Begleitumstände: Asthma
- Allgemeines und Begleitumstände: Niesen
- Modalitäten, allgemein: > im Freien, > kühle Luft, < im Zimmer

Ergebnis

Arsenicum album steht in allen Rubriken. Ambrosia fehlt in der Modalitäten-Rubrik, und Carbo vegetabilis steht nicht bei Tränenfluss.

Beim Materia medica-Vergleich fällt auf, dass die Augenbeschwerden, das Hauptsymptom der Patientin, sehr charakteristisch für Ambrosia sind, auch die restlichen Symptome bis auf die Modalität „schlimmer im Zimmer“ werden gut abgedeckt. Da es sich jedoch um ein kleines Mittel handelt, bei dem noch überhaupt keine Modalitäten bekannt sind, spricht dies nicht gegen die Wahl von Ambrosia.

Verschreibung

Ambrosia C30; 1 x 2 Globuli täglich bei Bedarf

Verlauf

Im September des gleichen Jahres berichtet die Patientin, dass Ambrosia gut geholfen habe, sie habe es nur noch ca. eine Woche eingenommen, anschließend habe sich eine anhaltende Besserung eingestellt. Im Juli des übernächsten Jahres berichtet die Patientin, dass Ambrosia im vergangenen und auch in diesem Jahr jeweils die Heuschnupfensymptomatik von Auge und Nase deutlich gebessert habe.

Fazit

Der Verlauf über drei Jahre mit deutlicher Abkürzung der Symptomatik spricht für eine gute Arzneiwirkung.

5.2 Fall 2: Aralia racemosa – 30-jähriger Patient

Anamnese und Befund

Der Patient leidet unter einem hyperreagiblen Bronchialsystem. Früher hat er Heuschnupfen gehabt, in den letzten zwei Jahren nicht mehr. In der vergangenen Nacht litt er unter asthmatischer Atemnot, in den Bronchien hat es gepfiffen, und er hatte einen trockenen Husten. Er sei nach dem ersten Schlaf aufgewacht mit Atemnot, die sich nach dem Aufsetzen gebessert habe. Körperlicher Untersuchungsbefund: Lunge frei. Er äußert subjektiv das Gefühl, das Atmen gehe schwerer.

Fallanalyse

Die Verschlechterung der Atembeschwerden und des Hustens im ersten Schlaf und die Besserung durch Aufsetzen sind klar umschriebene Modalitäten und werden in erster Linie für die Mittelwahl herangezogen.

Repertorisation

- Allgemeines und Begleitumstände: Asthma
- Allgemeines und Begleitumstände: Husten
- Modalitäten, spezifisch: < nachts, 21–4 Uhr (Asthma, Husten)
- Modalitäten, spezifisch: < im Liegen, Hinlegen, nach (Asthma, Husten)
- Modalitäten, spezifisch: < Schlaf, Einschlafen (Asthma, Husten)

Ergebnis

In allen Rubriken sind Aralia, Arsenicum, Lachesis und Naja vertreten.

Beim Materia medica-Vergleich passt Aralia vor allem wegen der charakteristischen Verschlechterung im ersten Schlaf am besten.

Verschreibung

Aralia C30; 1 x 2 Globuli bei Bedarf

Verlauf

In den nächsten vier Wochen wird noch insgesamt 10-mal Salbutamol Spray benutzt, ansonsten liegt eine deutliche Besserung der Atemnot seit der Einnahme der homöopathischen Arznei vor.

Im nächsten Jahr tritt wieder die Allergie mit dem extrem starken Hustenreiz, diesmal nachts gegen 3–4 Uhr, mit Pfeifen in den Bronchien auf. Es wird erneut Aralia C30 1 x 2 Globuli täglich verabreicht, das erneut „super" geholfen habe. Danach muss Aralia nur noch ganz selten eingenommen werden. Im Juli des folgenden Jahres berichtet der Patient, dass er in diesem Jahr keine Allergiebeschwerden gehabt habe. Die Ursache sei ihm unklar.

Fazit

Unter Aralia eine deutliche Beschwerdelinderung, auch im Folgejahr. Dies spricht für eine gute Arzneiwirkung. Ob das Ausbleiben der Beschwerden nach einem weiteren Jahr damit in Zusammenhang steht, kann nicht beurteilt werden.

5.3 Fall 3: Arsenicum album – 42-jährige Patientin

Anamnese

Seit frühester Kindheit besteht Heuschnupfen. Die Symptomatik ist jedes Jahr gleich, die Beschwerden treten jeweils von Mai bis Juni auf, vor allem wenn das Heu gewendet wird. Die Reaktion auf Gräser und Getreide ist deutlich. Es besteht starker Juckreiz in Augen, Nase, Hals und Ohren. Beim Reiben tränen die Augen und sind eher lichtempfindlich. Die Nase läuft, das Sekret ist flüssig, es besteht Juckreiz und leichtes Wundsein. Die Beschwerden bessern sich drinnen, verschlechtern sich draußen und bei Wind. Am schlimmsten sind sie nachts, wenn Fenster offenstehen: Die Patientin wacht dann durch heftiges Niesen und Juckreiz der Nase auf. Sie ist allgemein müde und abgeschlagen, friert leicht und muss immer warm genug angezogen sein.

Fallanalyse

Besonders ausgeprägt sind die Modalitäten und der starke nächtliche Niesreiz.

Repertorisation

- Empfindungen: Jucken
- Allgemeines und Begleitsymptome: Niesen
- Modalitäten, physikalisch: Schnupfen – > im Freien, kühle Luft, < im Zimmer
- Modalitäten, zeitlich: Niesen – < nachts 21–4 Uhr, > im Freien, kühle Luft, < im Zimmer

Ergebnis

Arsenicum album und Nux vomica ziehen sich durch alle Rubriken. Der Materia medica-Vergleich und die eher penible, ordentliche äußere Erscheinung der Patientin geben den Ausschlag für Arsenicum album.

Verordnung

Arsenicum album C200; 1 x 3 Globuli, Einzeldosis

Verlauf

Rasche Beschwerdefreiheit für den Rest der Saison; auch im Folgejahr treten keine Beschwerden mehr auf.

Fazit

Auch seit Jahrzehnten bestehende Heuschnupfenbeschwerden können rasch und anhaltend gebessert werden, sofern eine deutliche Symptomatik mit charakteristischen Symptomen zur Mittelwahl herangezogen werden kann.

5.4 Fall 4: Arsenicum iodatum – 18-jähriger Patient

Anamnese und Befund

Im Frühjahr plötzlich starkes Brennen der Augen, des Rachens und der Nase. Stark gerötete Konjunktiven, ausgeprägte Unruhe, insbesondere nachts. Hitziger Patient.

Fallanalyse

Zielführend sind das Brennen, die Unruhe und das Hitzegefühl.

Repertorisation

- Empfindungen: Brennen
- Allgemeines und Begleitsymptome: warm

Ergebnis

Durch die Rubriken gehen alle „warmen Mittel": Ars-i, Arund, Brom, Iod, Kali-i, Nat-m.

Aufgrund der Symptomenähnlichkeit wird Arsenicum iodatum ausgewählt. Hierbei gibt die begleitende Unruhe den Ausschlag.

Verschreibung

Arsenicum iodatum D12; 3 x täglich 5 Tropfen

Verlauf

Deutliche Besserung der allergischen Rhinitis bereits am nächsten Tag, im weiteren Verlauf der Saison nur noch minimale Beschwerden.

Fazit

Die Beschwerden konnten klinisch zufriedenstellend gelindert werden.

5.5 Fall 5: Arum triphyllum – 11-jähriger Patient

Anamnese und Befund

Die Vorstellung erfolgt Anfang Juni. Die Nase ist beidseits stark verstopft, vor allem frühmorgens. Beim Schnäuzen kommt nichts, selten Niesen. Die Nasenränder werden wund und rot. Morgens ist die Stimme belegt und rau, dabei besteht Halsweh mit Trockenheitsgefühl, Trinken bessert etwas, tagsüber geht es besser. Im Allergietest (RAST) sind Lieschgras und Roggen positiv. Heuschnupfenbeschwerden bestehen seit zwei Jahren, im Vorjahr war Ambrosia hilfreich bei starkem Juckreiz der Augenlider.

Fallanalyse

Stark ausgeprägt sind die Verstopfung der Nase und die Wundheit der Nasenlöcher, zudem ist die Stimme in Mitleidenschaft gezogen. Alle Beschwerden sind morgens am schlimmsten.

Repertorisation

- Lokalisation: Mund und Rachen – Gaumen, Rachen, Hals
- Lokalisation: Nase – Nasenflügel, Nasenlöcher
- Sekretion: Nase – Stockschnupfen
- Allgemeines und Begleitsymptome: Heiserkeit, Aphonie
- Modalitäten, allgemein: zeitlich – < morgens, 4–9 Uhr
- Modalitäten, spezifisch: zeitlich – < morgens, 4–9 Uhr – Schnupfen

Ergebnis

Arum triphyllum und Nux vomica ziehen sich durch alle Rubriken. Insbesondere die Aphonie und die Wundheit der Nasenlöcher lassen Arum triphyllum am passendsten erscheinen.

Verschreibung

Arum triphyllum C30; 1 x täglich 3 Globuli abends über 5 Tage

Verlauf

Innerhalb weniger Tage ist der Patient komplett beschwerdefrei für den Rest der Saison. Es besteht kein sonstiger Medikamentenbedarf.

5.6 Fall 6: Bromum – 32-jähriger Patient

Anamnese und Befund

Seit sieben Jahren allergische Rhinitis; die Beschwerden werden ausgelöst durch Staub und Schimmelpilze. Es kommt zu Niesanfällen, Stock- und Fließschnupfen. Die Beschwerden sind morgens schlimmer und häufig begleitet von asthmatischen Erstickungsanfällen. Häufig tritt auch Nasenbluten auf. Der Patient leidet unter rezidivierenden Aphten und Pharyngitiden. Er litt jahrelang unter einer schweren Akne. Er ist durstig (2–3 Liter Wasser/Tag), hitzig und schwitzt viel.

Fallanalyse

Auffallend ist auch hier die Auslösung durch Staub. Insbesondere die Akne und die hitzige Konstitution sind homöopathisch interessant.

Repertorisation

- Allgemeines und Begleitsymptome: Aphthen
- Allgemeines und Begleitsymptome: warm
- Allgemeines und Begleitsymptome: Asthma
- Modalitäten, allgemein: physikalisch – < Staub

Ergebnis

Arsenicum album und Bromum sind in je drei Rubriken vertreten. Aufgrund der Symptomenähnlichkeit wurde Bromum ausgewählt.

Verschreibung

Bromum Q3; 1 x täglich 5 Tropfen

Verlauf

Verbesserung der Pollinosis um 90 % (subjektive Einschätzung des Patienten): freie Nase, kein Niesen, keine Atemnot.

Im nächsten Jahr bei ähnlicher Symptomatik erneut gutes Ansprechen auf Bromum Q4.

Fazit

Es wurde eine gute klinische Besserung erreicht.

5.7 Fall 7: Dulcamara – 23-jährige Patientin

Anamnese und Befund

Die Patientin hat seit Jahren jedes Frühjahr einen allergischen Schnupfen. Dabei liegt ein Fließschnupfen vor, die Nase läuft mit wässrig-mildem Sekret, die Augen jucken, und sie hustet. Die Beschwerden sind deutlich schlimmer bei Regen und morgens früh. In der Vorgeschichte waren häufig LWS-Beschwerden und Cystitiden vorhanden.

Fallanalyse

Auffallend ist die Verschlechterung in feuchter Luft.

Repertorisation

- Sekretion: Konsistenz – mild
- Modalitäten, allgemein: physikalisch – < Nässe, Feuchtigkeit, Baden, > trockenes Wetter

Ergebnis

Dulcamara, Pulsatilla und Silicea sind in beiden Rubriken zu finden.

Aufgrund der Symptomenähnlichkeit wird nach Materia medica-Vergleich Dulcamara gewählt.

Verschreibung

Dulcamara D4; 3 x täglich 5 Tropfen

Verlauf

Es tritt eine deutliche Linderung der Beschwerden ein. Im symptomfreien Intervall folgt die erfolgreiche Therapie der LWS-Beschwerden mit Berberis.

Fazit

Eine klinisch relevante Besserung wurde erreicht.

5.8 Fall 8: Galphimia glauca – 59-jährige Patientin

Anamnese und Befund

Die Patientin leidet seit 20 Jahren unter multiplen Allergien. Insbesondere die Augen und der Rachen sind betroffen. Die Augen tränen und sind trocken, die Augenlider sind gerötet. Der Rachen ist immer trocken. Die Patientin leidet unter ausgeprägter Müdigkeit und Erschöpfung und depressiver Stimmungslage. Im Pricktest nachgewiesene Allergene sind Birkenpollen, Gräserpollen, Schimmelpilze und Hausstaubmilben.

Die Patientin wurde bereits erfolglos mit Arsenicum album und Arsenicum iodatum behandelt.

Fallanalyse

Aufgrund der erfolglosen Vorverschreibungen standen die Augenlider, die Erschöpfung, die depressive Stimmung und die ausgeprägte Trockenheit im Rachen im Fokus.

Repertorisation

- Lokalisation: Augen – Lider
- Lokalisation: Mund und Rachen – Gaumen, Rachen, Hals
- Empfindungen: Schwere
- Sekretion: Konsistenz – trocken

Ergebnis

Galphimia glauca, Nux vomica und Pulsatilla gehen durch alle Rubriken. Aufgrund der großen Erschöpfung fällt die Entscheidung auf Galphimia glauca.

Verordnung

Galphimia glauca D4; 3 x täglich 5 Tropfen

Verlauf

Die Beschwerden sind über Frühjahr und Sommer zu 80 % gelindert. Die Patientin kann sich nahezu uneingeschränkt im Freien bewegen, auch die Beschwerden durch Hausstaub sind deutlich gelindert.

Fazit

Galphimia glauca war die geeignete Arznei. Leitsymptome sind Trockenheit des Rachens und die große Erschöpfung (DD Gelsemium).

5.9 Fall 9: Gelsemium – 52-jährige Patientin

Anamnese und Befund

Jedes Frühjahr seit der Kindheit kommt es zu starken Heuschnupfenanfällen im April mit ausgeprägter Erschöpfung. Sie fühlt sich „wie gelähmt“, matt, schwer und müde. Sie empfindet ein starkes Jucken der Augen und muss niesen. Stockschnupfen. Seit der Kindheit kommt es auch zu bandförmigen Kopfschmerzen von okzipital an beiden Seiten nach vorne ziehend. Auslösend und verschlimmernd für die Kopfschmerzen und die Pollinosis sind der Umschlag von kaltem nach feucht-warmem Wetter. Die Kopfschmerzen sind von Übelkeit und Erbrechen begleitet. Ausgeprägte Erwartungsspannung vor Prüfungen oder öffentlichen Auftritten, dann kommt es auch zu antizipatorischer Diarrhoe.

Fallanalyse

Auffallend ist die stabile Symptomatik seit der Kindheit mit Heuschnupfen und Migräne. Es liegen generalisierte Modalitäten vor (< Wetterumschwung von kalt nach feucht-warm).

Wichtiges Symptom ist die Erschöpfung, die den Heuschnupfen begleitet. Von den weiteren Symptomen sind die bandförmigen Kopfschmerzen, die okzipital beginnen, die Auslösung der Kopfschmerzen durch den Wetterumschwung von kalt nach feucht-warm und die Beschwerden durch Erwartungsspannung von Bedeutung.

Repertorisation

Es werden drei Rubriken aus dem Heuschnupfen-Repertorium und eine Rubrik aus dem Phatak-Repertorium gewählt. Möglich wäre es weiterhin, in einem großen Repertorium die Kopfschmerzensymptome zu repertorisieren.

- Empfindungen: Schwere
- Modalitäten, allgemein: physikalisch – < Wetter, schwüles
- Modalitäten, allgemein: pysikalisch – < Wetterwechsel, Temperaturwechsel
- Erwartungsspannung und AGG durch (Phatak-Repertorium): Arg-n, Ars, Carb-v, Gels, Lyc, Med, Nat-m, Ph-ac, Plb, Sil

Ergebnis

Gelsemium ist in allen Rubriken vertreten. Der Materia medica-Vergleich ergibt größte Ähnlichkeit zu Gelsemium.

Verschreibung

Gelsemium C200; 1 x 3 Globuli, Einzeldosis

Verlauf

Deutliche Besserung der allergischen Rhinitis innerhalb von drei Tagen. Im Verlauf erfolgt dann die weitere Therapie mit Gelsemium Q3 und Q4, jeden zweiten Tag 5 Tropfen. Darunter kommt es nur noch zu minimalen Restbeschwerden, auch die Migräne wird in Häufigkeit und Intensität in den folgenden Monaten deutlich besser.

Fazit

Ein interessanter Fall, der generalisiert gelöst wird. Hier sieht man die Limitationen des lokalen Heuschnupfen-Repertoriums. Allerdings kann man auch über das Lokalsymptom zur passenden Arznei kommen.

5.10 Fall 10: Natrium muriaticum – 40-jährige Patientin

Anamnese

Die Patientin stellt sich mit allergischer Rhinitis und Herpes simplex der Lippen vor. Es liegen schmerzhaftes Halskratzen mit Brennen und starker Durst vor. Die Augen tränen mild, ab und zu jucken sie, die Bindehäute sind trocken. Sie hat das Gefühl, die Nase tropft, aber beim Schnauben kommt nur Schleim. Die Nase ist wund. Sie bekommt gerade auf der Lippe einen Herpes. Verschlechterung, wenn sie von draußen nach drinnen geht.

Fallanalyse

Im Vordergrund der Beschwerden stehen das Brennen im Hals mit Durst, die trockenen Augen und das Nasensekret, das die Nase wund macht und der Herpes an den Lippen. Eine Besserung besteht an der frischen Luft.

Repertorisation

- Lokalisation: Mund und Rachen – Lippen
- Empfindungen: Brennen
- Sekretion: Konsistenz – trocken
- Sekretion: Konsistenz – wundmachend, scharf
- Allgemeines und Begleitsymptome: Durst
- Modalitäten, allgemein: physikalisch > im Freien, > kühle Luft, < Zimmer

Ergebnis

Natrium muriaticum steht in allen Rubriken. Im Materia medica-Vergleich passt es zu den vorrangigen Beschwerden, auch der Herpes ist ein charakteristisches Symptom für Natrium muriaticum.

Verschreibung

Natrium muriaticum C30; 1 x 2 Globuli, Einzeldosis

Verlauf

2006 und auch 2007 deutliche Beschwerdebesserung durch Natrium muriaticum C30.

2008 erneute Vorstellung mit Herpesbläschenbildung in der Nase und auf der Lippe. Die Augen brennen wie Feuer, und die Nase juckt wie verrückt. Die Tränen sind heftig brennend. Natrium muriaticum C30 bringt keine anhaltende Besserung. Gabe von Natrium muriaticum in der C200, einmalig 2 Globuli, anschließend Verkleppern in Wasser. Es kommt zu einer deutlichen Besserung von Herpes und Heuschnupfensymptomatik.

Fazit

Natrium muriaticum hat in drei aufeinander folgenden Jahren eine jeweils deutliche Besserung erzielen können.

5.11 Fall 11: Psorinum – 5-jährige Patientin

Anamnese

Die kleine Patientin leidet unter lästigem Heuschnupfen: Die Nase läuft, geht dauernd zu, die Augen schmerzen, es besteht Juckreiz. Seit einem Jahr treten jeweils ab Juni Hautausschläge auf, sie kratzt sich überall, der Juckreiz ist am stärksten in den Kniekehlen, an den Schulterblättern und in Ellenbeugen (dort ist aber kein Ausschlag zu sehen). Alle Beschwerden verschlechtern sich im Frühling und im Sommer. Bei Sonnenexposition kommt es zu großen, flächigen, roten Flecken. Sie friert schnell, zieht auch eine Jacke an, wenn es warm ist, der Reißverschluss ist immer bis oben zugezogen. Auch an Sommertagen trägt sie bei 30 °C eine dicke Winterhose und hat grundsätzlich Socken an. Die Hände sind stets klebrig. Desweiteren findet sich eine Höhenangst und eine Angst vor Wasser: Sie mag nicht plantschen und will auf keinen Fall im Gesicht nass werden.

Fallanalyse

Besonders betont werden während der Anamnese folgende Symptome: Der ausgeprägte Juckreiz vor allem in den Ellenbeugen, das starke Frieren auch im Sommer, die klebrigen Hände und die Abneigung gegenüber Wasser. Diese Symptome sind von den Eltern schon länger und anhaltend beobachtet worden. Die Heuschnupfensymptome hingegen können nicht näher charakterisiert werden, man findet lediglich die üblichen Beschwerden wie Juckreiz und Schnupfen. daher muss zu Repertorisation auf ein umfangreicheres Repertorium zurückgegriffen werden:

Repertorisation (Synthesis Treasure Edition / RADAR 10.5)

- Haut: Jucken – Hautausschläge – ohne
- Haut: Hautausschläge – Sommer; im
- Haut: Hautausschläge – Frühling, im
- Extremitäten: Hautausschläge – Ellbogen – Ellbogenbeuge

- Extremitäten: Hautausschläge – Ellbogen – Ellbogenbeuge – Ekzem
- Extremitäten: Schweiß – Hände – Handflächen – klebrig
- Extremitäten: Schweiß – Hände – Handflächen
- Gemüt: Furcht – hochgelegenen Orten; vor
- Allgemeines: Baden, Waschen – Gesichtes, Waschen des – agg.
- Allgemeines: Baden, Waschen – agg.

Verschreibung

Psorinum C200; 1 x 3 Globuli, Einzeldosis

Verlauf

Rücksprache nach zwei Wochen: Die Beschwerden wurden wesentlich gebessert, die Hautausschläge sind abgeklungen. Auch in der folgenden Saison treten keine Heuschnupfenbeschwerden oder Hautausschläge mehr auf, nachdem die Arznei zehn Monate nach der ersten Gabe einmalig wiederholt worden war. Eine Neigung zu klebrigen Händen ist geblieben.

Fazit

Bei Kleinkindern ist man in der Regel allein auf die Schilderung der Eltern angewiesen, die objektiv beobachtbare Symptome schildern. Die Heuschnupfenbeschwerden können von einem fünf Jahre alten Kind noch nicht differenziert erklärt werden. Daher basiert die Verschreibung vor allem auf charakteristischen Symptomen aus anderen Körperbereichen, Allgemein- und Gemütssymptomen.

5.12 Fall 12: Pulsatilla – 30-jährige Patientin

Anamnese (nach Fragebogen)

Die Patientin leidet seit über zehn Jahren unter Heuschnupfen. Dabei plagt sie ein 24 Stunden anhaltender Stockschnupfen, ein Jucken der

Nase, ganztägiges Augenjucken, auch nachts; nach Reiben der Augen entsteht ein Fremdkörpergefühl. Die Nase geht komplett zu, die Augen sind stark gerötet, Lider und Augenränder schwellen an. Die Augen tränen, es entsteht ein grün-gelbliches Sekret. Die Augen reagieren besonders empfindlich auf Wind und sind lichtempfindlich. Der Juckreiz erstreckt sich bis in die Ohren, meist schon bei mäßigem Pollenflug bzw. im Anfangsstadium des Heuschnupfens. Die Beschwerden bessern sich bei feuchter Luft und sind morgens nach dem Aufstehen am geringsten, die Augen sind aber dennoch geschwollen, Kühlen der Augen lindert. Hustenreiz, Kitzeln, zeitweise rasselnder Husten und gelegentlich Juckreiz der Haut sind typische Begleitsymptome.

Fallanalyse

Von der Patientin besonders hervorgehoben werden folgende Symptome: der hartnäckige, Tag und Nacht anhaltende Stockschnupfen, das Jucken der Augen, die Schwellung der Lider und Lidränder und ein sich in die Ohren erstreckender Juckreiz. Ferner sind die Verschlechterung durch Zugluft und die Lichtempfindlichkeit besonders betont.

Repertorisation

- Lokalisation: Augen – Lidränder
- Lokalisation: Ohren – Eustachische Röhre, Gehörgang
- Empfindungen: Fremdkörpergefühl Auge
- Empfindungen: Jucken
- Sekretion: Nase – Stockschnupfen
- Allgemeines und Begleitsymptome: Lichtempfindlichkeit
- Modalitäten, spezifisch: physikalisch – < Wind, Zugluft

Ergebnis

Pulsatilla ist in allen Rubriken vertreten.

Verschreibung

Pulsatilla C30; 1 x morgens 3 Globuli über insgesamt 5 Tage.

Verlauf

Rückmeldung nach drei Wochen: Wenige Tage nach Einnahme war das Verstopfungsgefühl der Nase zu 80 % gebessert, es lagen keine Augenbeschwerden mehr vor, der Hustenreiz war komplett verschwunden.

Fazit

Hier wurde die Anamneseerhebung mittels Fragebogen durchgeführt. Die beim Besuch in der Praxis zunächst uncharakteristisch geschilderten Beschwerden konnten im Laufe der nächsten Tage durch exakte Beobachtung konkretisiert werden. Die anschließende Repertorisation und der Materia medica-Vergleich ergaben ein klares Bild. Die Besserung nach Mittelgabe trat rasch und deutlich ein und war anhaltend.

5.13 Fall 13: Silicea – 7-jähriger Patient

Anamnese

Heuschnupfen seit einem Jahr, die Beschwerden treten saisonal ab Anfang Mai auf. Zu beobachten ist häufiges Niesen morgens, schon im Bett. Dabei besteht nur leichter Schnupfen, der sich draußen verschlechtert. Die Augen sind rot und jucken, es kommt zu Konjunktivitis. Oft tritt Husten auf, der sich besonders nach Kontakt mit Pferden verstärkt. Außerdem kommt es zu rezidivierenden Infekten bei Adenoiden: Der kleine Patient atmet immer durch den Mund. Vor zwei Jahren ist bereits eine Adenotomie durchgeführt worden, die keinerlei Besserung bewirkte. Es kommt häufig zu Mandelentzündungen, die Halslymphknoten sind stets deutlich tastbar. Er hatte bereits mehrmals Otitis media, häufig Krupp-Syndrom und Bronchitis. Er mag es lieber warm und friert sehr schnell. Kalte Luft verschlechtert, er trägt auch bei warmer Witterung ein Stirnband, nachts ist er mit einer dicken Decke zugedeckt und hat immer kalt-feuchte Füße. Bei Aufenthalt am Meer geht es ihm sehr gut. Er ist sehr schüchtern, zurückhaltend, flüstert während der Anamnese nur mit der Mutter, wirkt brav und „wohlerzogen".

Fallanalyse

Hervorstechende Symptome sind das häufige Niesen morgens, der Juckreiz der Augen und die Frostigkeit.

Repertorisation

- Allgemeines und Begleitsymptome: frostig
- Allgemeines und Begleitsymptome: Niesen
- Modalitäten, spezifisch: zeitlich – < morgens 4–9 Uhr – Niesen

Darüber hinaus finden sich keine charakteristischen Heuschnupfensymptome, so dass die Repertorisation vor allem auf Allgemein- und Gemütssymptomen beruht und ein größeres Repertorium ergänzend bemüht werden muss.

Weitere Repertorisation (Synthesis Treasure Edition / RADAR 10.5)

- Gemüt: Schüchternheit, Zaghaftigkeit – Kindern; bei
- Gemüt: Sprache – flüsternd – antwortet der Mutter und nicht dem Arzt direkt
- Gemüt: Schüchternheit, Zaghaftigkeit – Öffentlichkeit; beim Auftreten in der
- Kopf: Einhüllen des Kopfes – amel. – festes Binden
- Kopf: Einhüllen des Kopfes – amel.
- Nase: Niesen – morgens
- Mund: Offen
- Extremitäten: Schweiß – Füße – kalt
- Allgemeines: Meer; am – amel.
- Allgemeines: Krankengeschichte von; persönliche – Tonsillitis; von wiederkehrender

Verordnung

- Silicea C200; 1 x 3 Globuli, Einzeldosis
- Weitere Empfehlung: Silicea D12; 2 x täglich 3 Globuli bei akuten Heuschnupfensymptomen

Verlauf

Die Rückmeldung erfolgt erst nach einem halben Jahr, da der kleine Patient ohne weitere Medikation komplett beschwerdefrei war. Auch in der folgenden Saison bestanden keine Heuschnupfenbeschwerden, Erfreulicherweise ist auch die Kälteempfindlichkeit verschwunden; eine leichte Virusinfektion klang ohne Probleme ab.

Fazit

Bei Kindern ist man in der Regel auf die Schilderung der Eltern angewiesen, die Heuschnupfenbeschwerden können meist noch nicht differenziert erklärt werden. Die Verschreibung basiert daher vor allem auf charakteristischen Symptomen aus anderen Körperbereichen, Allgemein- und Gemütssymptomen (vgl. Fall 11, Psorinum). Die Beschwerdebesserung erstreckt sich hier auch auf die Infektionsanfälligkeit und die Adenoide.

Literaturverzeichnis

Aabel S et al: Is homeopathic „immunotherapy" effective? A double-blind, placebo controlled trial with the isopathic remedy Betula C30 for patients with birch pollen allergy. Br Homeopath J. 2000; 89: 161–168.

Aabel S: No beneficial effect of isopathic prophylactic treatment for birch pollen allergy during a low- pollen season: a double blind, placebo-controlled clinical trial of homeopathic Betula C30. Br Homeopath J. 2000; 89: 169–173.

Aabel S: Prophylactic and acute treatment with the homeopathic medicine, Betula 30c for birch pollen allergy: a double-blind, randomized, placebo-controlled study of consistency of VAS responses. Br Homeopath J. 2001; 90: 73–78.

Banerjee K, Mathie RT, Costelloe C, Howick J: Homeopathy for Allergic Rhinitis: A Systematic Review. J Altern Complement Med. 2017; doi: 10.1089/acm.2016.0310.

Baschin M: Isopathie und Homöopathie. Eine Wechselbeziehung zwischen Ablehnung und Integration. Essen: KVC Verlag 2016.

Bellavite P et al: Immunology and Homeopathy. 1. Historical Background. eCAM. 2005; 2 (4): 441–452.

Bellavite P et al: Immunology and Homeopathy. 4. Clinical Studies – Part 2. eCAM. 2006; 3 (4) 397–409.

Bichsel-Altherr B, Brönnimann J: Gemmotherapie. Die Kraft der Knospen: Extra: Spagyrik als Therapie-Ergänzung. Stuttgart: Ulmer 2015.

Boger CM: Bönninghausens Charakteristika und Repertorium. Kandern: Narayana 2010.

Boger CM: Boenninghausen's Characteristics and Repertory. New Delhi: B Jain 1991 (Nachdruck).

Boger CM: Collected Writings, ed. by R. Bannan. Edinburgh: Churchill Livingston 1994.

Boger CM: General Analysis. Übersetzt von Jens Ahlbrecht. Hamburg: Bernd von der Lieth 2004.

Boger CM: Synoptic Key zur homöopathischen Materia medica. Übersetzt von Jens Ahlbrecht. Hamburg: Bernd von der Lieth 2007.

Boger CM: Synoptic Key zur homöopathischen Materia medica. Übersetzt von Jens Ahlbrecht. Hamburg: Bernd von der Lieth 2007.

Boger CM: Synoptic Key. Übersetzt von J.H. Heinrich. Ruppichteroth: Similimum 2002.

Bönninghausen C: Bönninghausens Therapeutisches Taschenbuch. Herausgegeben von Klaus-Henning Gypser. 2. Auflage. Stuttgart: Sonntag 2002.

Braun A: Methodik der Homöotherapie. 4. erweiterte und verbesserte Auflage. Stuttgart: Sonntag 1992.

Colin P: Homeopathy and respiratory allergies: a series of 147 cases. Homeopathy. 2006; 95 (2): 68–72.

Comtois P: The experimental research of Charles H. Blackley. Aerobiologia. 1995 11: 63–68

Constien A, Reese I, Schäfer C: Praxisbuch Lebensmittelallergie. München: Südwest 2007.

Das RBB: Select your remedy. New Delhi: Vishwamber Free Homoeo Dispensary. 15th edition 1993.

Emanuel MB: Hay fever, a post industrial revolution epidemic: a history of its growth during the 19th century. Clin Allergy. 1988; 18: 295–304.

Friese KH: Handbuch der Heuschnupfentherapie. Stuttgart: Sonntag 2000.

Friese KH: Homöopathie in der HNO-Heilkunde. Stuttgart: Hippokrates 2005.

Genneper T, Wegener A: Verifikationen, Falsifikationen, klinische Symptome. ZKH. 2009; 53 (4): 199–200.

Gibson RG et al: A new aspect of psora – the recognition and treatment of house dust mite allergy. Br Homeopath J. 1980; 69: 151–157.

Goossens M, Laekeman G, Aertgeerts B, Buntinx F, ARCH study group: Evaluation of the quality of life after individualized homeopathic treatment for seasonal allergic rhinitis. A prospective, open, non-comparative study. Homeopathy. 2009; 98 (1): 11–16.

Grevers G, Röcken M (Hrsg.): Taschenatlas Allergologie. Grundlagen, Diagnostik, Klinik. Stuttgart: Thieme 2008.

Gründling C, Schimetta W, Frass M: Real-life effect of classical homeopathy in the treatment of allergies: A multicenter prospective observational study. Wien Klin Wochenschr. 2012; 124 (1–2): 11–17.

Gypser KH (Hrsg.): Herings Medizinische Schriften in drei Bänden. Burgdorf 1988.

Gypser KH: Grundzüge der homöopathischen Heuschnupfenbehandlung. Schriftenreihe der Gleeser Akademie homöopathischer Ärzte. Heft 1. Glees: Wunnibald Gypser Verlag 2005.

Hahnemann S: Die chronischen Krankheiten. Theoretische Grundlagen. Mit allen Änderungen von der 1. Auflage (1828) zur 2. Auflage (1835) auf einen Blick. Bearbeitet von Matthias Wischner. 3. Auflage. Stuttgart: Haug 2006.

Hahnemann S: Gesamte Arzneimittellehre. Alle Arzneien Hahnemanns: Reine Arzneimittellehre, Die chronischen Krankheiten und weitere Veröffentlichungen in einem Werk. Herausgegeben und bearbeitet von Christian Lucae und Matthias Wischner. Band 1–3. 2., unveränderte Auflage. Stuttgart: Haug 2013.

Hahnemann S: Gesamte Arzneimittellehre. Alle Arzneien Hahnemanns: Reine Arzneimittellehre, Die Chronischen Krankheiten und weitere Veröffentlichungen in einem Werk. Band 1–3. Herausgegeben und bearbeitet von Christian Lucae und Matthias Wischner. Stuttgart: Haug 2007.

Hahnemann S: Organon der Heilkunst. Standardausgabe der sechsten Auflage. Auf der Grundlage der 1992 vom Herausgeber bearbeiteten textkritischen Ausgabe des Manuskriptes Hahnemanns (1842). Hrsg. von Josef M. Schmidt. 2. Auflage. Heidelberg: Haug 1999.

Hardy J: A double-blind placebo controlled trial of house dust potencies in the treatment of house dust allergy. Br Hom Res Group Comm 1984; 11: 75–76.

Hering C: The Guiding Symptoms of our Materia Medica. New Delhi: B. Jain Publishers 1994.

Holzapfel K: Arundo Donax sive Mauritanica sive Mediterranea. ZKH 2009; 53 (4): 201–207.

Holzapfel K: Heuschnupfen – Sticta pulmonaria. ZKH 2016; 60 (3): 136–141.

Imhäuser H: Behandlung mit potenziertem Eigenblut. AHZ 1988 (233): 133–138.

Imhäuser H: Homöopathie in der Kinderheilkunde. 9. Auflage. Heidelberg: Haug 1991.

Imhäuser H: Umstimmung mit potenziertem Eigenblut. ZKH 1981 (25): 180–189.

Jacobsen L, Niggemann B, Dreborg S, Ferdousi HA, Halken S, Høst A, Koivikko A, Norberg LA, Valovirta E, Wahn U, Möller C, the PAT investigator group: Specific immunotherapy has long-term preventive effect of seasonal and perennial asthma: 10-year follow-up on the PAT study. Allergy. 2007; 62 (8): 943–948.

Jonas WB, Kaptchuk TJ, Linde K: A Critical Overview of Homeopathy. Ann Intern Med. 2003; 138: 393–399.

Kannengießer UI: Der Tierarzt J. J.W. Lux (1773–1849) und die Veterinärhomöopathie im 19. Jahrhundert. In: Dinges M (Hrsg.): Homöopathie. Patienten – Heilkundige – Institutionen. Von den Anfängen bis heute. Heidelberg: Haug 1996.

Kayne SB, Beattie N: The use of isopathy in the treatment of allergies. Proceedings of the 55th Congress LMHI. Budapest 2000: 30.

Keil T, Bockelbrink A, Riech A, Hoffmann U, Kamin W, Forster J, et al: The natural history of allergic rhinitis in childhood. Pediatr Allergy Immunol. 2010; 21: 962–969.

Keller Gv, Künzli J (Hrsg.): Kents Repertorium der homöopathischen Arzneimittel. 2., unveränderte Auflage der Sonderausgabe basierend auf der 14. Auflage. Stuttgart: Haug 2011.

Kim L et al: Treatment of Seasonal Allergic Rhinitis Using Homeopathic Preparation of Common Allergens in the Southwest Region of the US: A Randomized, Controlled clinical trial. Ann Pharmacother. 2005; 39: 617–624.

King J et al: Treatment Options for Allergic Rhinitis: Scientific Review. UC Davis Center for Health Services Research in Primary Care. California HealthCare Foundation. July 2005.

Köhler G: Lehrbuch der Homöopathie, Band 2. Stuttgart: Hippokrates 1986.

Launsø L, Kimby CK, Henningsen I, Fønnebø V: An exploratory retrospective study of people suffering from hypersensitivity illnesses who attend medical or classical homeopathic treatment. Homeopathy. 2006; 95 (2): 73–80.

Leitlinie zur (allergen-)spezifischen Immuntherapie bei IgE-vermittelten allergischen Erkrankungen. Allergo J Int. 2014; 23: 282 (AWMF-Leitlinien-Register-Nummer 061-004).

Leitlinien Allergologie: Allergische Rhinokonjunktivitis. AWMF-Leitlinien-Register Nr. 061/014, letzte Aktualisierung August 2003. www.leitlinien.net.

Lewith GT, Watkins AD, Hyland ME, Shaw S, Broomfield JA, Dolan G, Holgate ST: Use of ultramolecular potencies of allergen to treat asthmatic people allergic to house dust mite: double blind randomised controlled clinical trial. BMJ. 2002; 324: 520.

Linde K, Jobst KA: Homeopathy for chronic asthma. Cochrane Database Syst Rev. 2000;(2):CD000353.

Lucae C, Dahler J, Teut M: Ranunculus bulbosus bei Heuschnupfen. ZKH. 2009; 53 (4): 184–191.

Lucae C: Grundbegriffe der Homöopathie. Ein Wegweiser für Einsteiger. 4., bearbeitete und erweiterte Auflage. Essen: KVC 2015.

Lucae C: Homöopathische Allergologie. ZKH. 2016; 60 (3): 109–119.

Lucae C: Arzneifindung in der Homöopathie. Eine Einführung mit praktischen Beispielen, mit C.M. Bogers *General Analysis* (englische Originalfassung) im Anhang. 3., bearbeitete Auflage. Essen: KVC 2015.

Madaus G: Lehrbuch der biologischen Heilmittel. Mit einem Vorwort von Dr. Rolf Madaus. 3 Bände. Hildesheim: Georg Olms 1979.

McCarney RW, Lasserson TJ, Linde K, Brinkhaus B: An overview of two Cochrane systematic reviews of complementary treatments for chronic asthma: acupuncture and homeopathy. Respir Med. 2004; 98 (8): 687–696.

McCarney RW, Linde K, Lasserson TJ: Homeopathy for chronic asthma. Cochrane Database Syst Rev. 2004; (1):CD000353. Update of: Cochrane Database Syst Rev. 2000; (2):CD000353

Mezger J: Gesichtete homöopathische Arzneimittellehre. Bearb. nach den Ergebnissen der Arzneiprüfungen, der Pharmakologie und den klinischen Erfahrungen (Bd. 1 u. 2). 11. Auflage. Heidelberg: Haug 1999.

Morrison R: Handbuch der Pathologie zur homöopathischen Differentialdiagnose. Groß Wittensee: Kai Kröger 1999.

Morris-Owen RM et al: Observations on the effect of house dust potencies. Br Homeopath J. 1981; 70: 70–87.

Müller KJ: Dermatophagoides pteronyssinus (Hausstaubmilbe). Das chronische Bild. Kasuistiksammlung von Karl- Josef Müller. Eigenverlag 1. Aufl. 2007 [Die Arzneimittelprüfung ist frei erhältlich bei www.homoeopathie-wichmann.de].

Müller U et al: Good Allergy Practice. Eine Stellungnahme der Spezialistenkommission der Schweizerischen Gesellschaft für Allergologie und Immunologie. Schweizerische Ärztezeitung. 2000; 81: 2324–2339.

Nationale VersorgungsLeitlinie Asthma, Kurfassung und Langfassung, 2. Auflage. AWMF-Reg.-Nr.: nvl/002. www.asthma.versorgungsleitlinien.de.

Nebel A: Beitrag zur Geschichte der Isopathie. Zeitschrift des Berliner Vereins homöopathischer Ärzte. 1900; 19: 309–323. 1901; 20: 36–48.

Passalacqua G, Bousquet PJ, Carlsen KH, Kemp J, Lockey RF, Niggemann B, Pawankar R, Price D, Bousquet J: ARIA update: I – Systematic review of complementary and alternative medicine for rhinitis and asthma. J Allergy Clin Immunol. 2006; 117 (5): 1054–1062.

Phatak SR: Homöopathische Arzneimittellehre. Übersetzt, anhand der Quellen überprüft und bearbeitet von Frank Seiß. 5. Auflage. München: Urban & Fischer 2013.

Phatak SR: Homöopathisches Repertorium. Übersetzt und bearbeitet von v. E. v. Seherr-Thons. München: Urban & Fischer 2006.

RADAR 10.5.003 für Windows / Synthesis Treasure Edition. Assesse: Archibel medical software 2009.

Reilly DT et al: Is homoeopathy a placebo response? Controlled trial of homeopathic potency, with pollen in hay fever. Lancet. 1986; ii: 881–886.

Reilly DT, Taylor MA et al: Potent placebo or Potency? A proposed study model with initial findings using homeopathically prepared pollens in hay fever. Br. Homeopath J. 1985; 74: 65–75.

Rost J: Homoeopathy-isopathy. Br Homeopath J. 1986; (75): 6–9.

S3 Leitlinie Allergieprävention – Update 2014. AWMF-Register Nr. 061/16, www.leitlinien.net.

Schadewaldt H: Homöopathie und Schulmedizin. Eine historische Würdigung. AHZ. 1972; (217): 98–107, 160–164, 213–216.

Scholz H, Schwabe U (Hrsg.): Taschenbuch der Arzneibehandlung. Angewandte Pharmakologie. 13., überarbeitete und aktualisierte Auflage. Berlin: Springer 2005.

Schreier T: Psorinum bei Heuschnupfen. ZKH. 2014; 58 (3): 146–148.

Schroyens F: Synthesis. Repertorium homeopathicum syntheticum. Edition 9.1. Greifenberg: Hahnemann Institut 2007 (Computerrepertorium RADAR, Archibel).

Shore J: How I Treat Seasonal Allergies. Br Hom J. 1994; 83: 68–77.

Springer W, Chattopadhyay S, Wittwer H: Natrium carbonicum. In: Springer W, Wittwer H (Hrsg.): Kombinierte Arzneimittel in der Homöopathie. Stuttgart: Haug 2008: 175–186.

Taylor M, Reilly DT et al: Randomised controlled trial of homoeopathy versus placebo in perennial allergic rhinitis with overview of four trial series. BMJ. 2000; 321: 471–477.

Taylor MA, Reilly D, Llewellyn-Jones RH, McSharry C, Aitchison TC: Randomised controlled trial of homoeopathy versus placebo in perennial allergic rhinitis with overview of four trial series. BMJ. 2000; 321: 471–476.

Teut M, Dahler J, Lucae C, Koch U: Kursbuch Homöopathie. 2. Auflage. München: Elsevier 2016.

Teut M, Dahler J, Schnegg C and the Wilsede Study Group for Homoeopathic Provings: A homoeopathic proving of Galphimia glauca. Forsch Komplement Med. 2008; 15 (4): 211–217.

Teut M, Dahler J, Schnegg C, Arbeitsgruppe Homöopathische Arzneimittelprüfungen des Altwilseder Forums für Homöopathie:

Galphimia glauca – Eine homöopathische Arzneimittelprüfung. In: Albrecht H, Frühwald M (Hrsg.): Jahrbuch Band 14. Karl und Veronica Carstens-Stiftung. Essen: KVC 2007.

Teut M, Dahler J, Schnegg C, Arbeitsgruppe Homöopathische Arzneimittelprüfungen des Altwilseder Forums für Homöopathie: Galphilmia glauca: Die homöopathische Arzneimittelprüfung. Essen: KVC 2009.

Tischner R: Geschichte der Homöopathie. Teil 1–4 (in 1 Bd.). Leipzig: Schwabe 1932–1939.

Vakil P: Erkrankungen von Hals, Nase, Ohr und Respirationstrakt. Lehrbuch der homöopathischen Therapie Band 3. Leer: Grundlagen und Praxis wissenschaftlicher Autorenverlag 2006.

Van Wassenhoven M: Clinical verification in homeopathy and allergic conditions. Homeopathy. 2013; 102 (1): 54–58.

Vermeulen F: Konkordanz der Materia Medica. Haarlem: Emryss bv 2000.

Vermeulen F: Synoptische Materia Medica 2. Haarlem: Emryss bv 1998.

Vermeulen F: Synoptische Materia Medica. Groß Wittensee: Kai Kröger 1998.

Vermeulen F: The New Synoptic One. The Silver Book Rekindled. Haarlem: Emryss bv 2004.

Voegeli A: Homöopathie und Isopathie. ZKH. 1974; 18: 25–30.

Wahn U, Seger R, Wahn V: Pädiatrische Allergologie und Immunologie. München: Elsevier 2005.

Walach H, Lucadou v. W: Sind homöopathische Effekte replizierbar? Das Isopathiemodell unter der (parapsychologischen) Lupe. Forsch komplementärmed Klass Naturheilkd. 2001; 8: 39–46.

Weiser M: A Randomized Equivalence Trial Comparing the Efficacy and Safety of Luffa comp.-Heel Nasal Spray with Cromolyn Sodium Spray in the Treatment of Seasonal Allergic Rhinitis. Forsch Komplementärmed 1999; 6: 142–148.

Weiss U: Eigenblutnosoden aus pharmazeutischer Sicht. AHZ. 1988; 233: 177–183.

Wiesenauer M, Lüdtke R: A meta-analysis of the homoeopathic treatment of pollinosis with galphimia glauca. Forsch Komplementärmed 1996; 3: 230–234 [mit Verzeichnis der Einzelstudien].

Wiesenauer M, Lüdtke R: Eine Metaanalyse der homöopathischen Behandlung der Pollinosis mit Galphimia glauca. Wien Med Wochenschr. 1997; 147 (14): 323–327 [mit Verzeichnis der Einzelstudien].

Wijk Rv, Wiegant FAC: The Similia Principle. An experimental Approach on the cornerstone of Homeopathy. Essen: KVC 2006.

Witt C et al: Homeopathic medical practice: Long-term results of a cohort study with 3981 patients. BMC Public Health. 2005; 5: 115 [http://www.biomedcentral.com/1471–2458/5/115].

Witt C et al: Outcome and costs of homoeopathic and conventional treatment strategies: a comparative cohort study in patients with chronic disorders. Complement Ther Med. 2005; 13 (2): 79–86.

Witt C, Linde K: Wissenschaftliche Grundlagen und Forschung. In: Teut M, Dahler J, Lucae C, Koch U: Kursbuch Homöopathie. München: Elsevier 2008.

Zauner B: Vergleich verschiedener Heuschnupfen-Repertorien anhand konkreter Fälle. ZKH. 2013; 57 (1): 25–33.

Buchempfehlungen für die Selbstbehandlung

Kerckhoff A, Wiesenauer M: Heuschnupfen – Homöopathie und Naturheilkunde. 2., bearbeitete Auflage. KVC Verlag, Essen 2016.

Teut M: Selbsthilfe bei Heuschnupfen. Kindle Edition 2013.

Die Autoren

Jörn Dahler ist Arzt für Allgemeinmedizin, Homöopathie und Psychotherapie und gegenwärtig in einem Reha-Zentrum für Psychosomatik und Kardiologie tätig. Er ist Mitautor zahlreicher Artikel zur homöopathischen Behandlung von Heuschnupfen und *Galphimia glauca: Die homöopathische Arzneimittelprüfung* (KVC Verlag).

Dr. med. Michael Teut arbeitet als Oberarzt in der Hochschulambulanz für Naturheilkunde der Charité in Berlin und in eigener Praxis mit Schwerpunkt Homöopathie, Naturheilkunde und Hypnotherapie. Er ist Autor zahlreicher Patientenratgeber und wissenschaftlicher Zeitschriftenartikel. Mehr Informationen: www.michael-teut.de

Dr. med. Christian Lucae ist Facharzt für Kinder- und Jugendmedizin und arbeitet in eigener Praxis mit Schwerpunkt Homöopathie und Naturheilverfahren in Baldham bei München. Er ist Autor zahlreicher Bücher, Aufsätze und Ratgeber, darunter *Arzneifindung in der Homöopathie* und *Grundbegriffe der Homöopathie* (beide KVC Verlag) und Mitherausgeber der *Zeitschrift für Klassische Homöopathie* (Haug Verlag). Mehr Informationen: www.lucae.net

Alle drei Autoren sind seit den 1990er Jahren im Rahmen des KVC-Forums Homöopathie (vormals Wilseder Forum) engagiert und haben zusammen mit Ulrich Koch das *Kursbuch Homöopathie* verfasst, das 2016 in 2. Auflage bei Elsevier erschienen ist.

Forum Homöopathie

Jörn Dahler, Michael Teut, Christian Lucae:
Homöopathie bei Heuschnupfen, 3. Auflage 2020

Christian Lucae: *Grundbegriffe der Homöopathie* – Ein Wegweiser für Einsteiger, 4. Auflage 2015

Christian Lucae: *Arzneifindung in der Homöopathie* – Eine Einführung mit praktischen Beispielen, 3. Auflage 2015

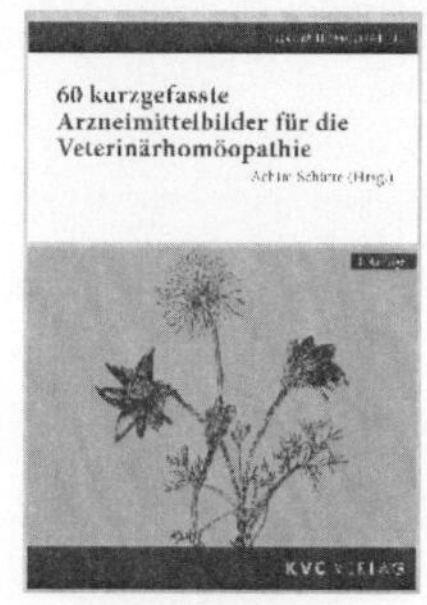

Achim Schütte (Hrsg.): *60 ausgewählte Arzneimittelbilder für die Veterinärhomöopathie*, 3. Auflage 2015

Michael Teut, Jörn Dahler, Christoph Schnegg et al.: *Galphimia glauca: Die homöopathische Arzneimittelprüfung* 2009

Matthias Wischner: *Kleine Geschichte der Homöopathie*, 2. Auflage 2018

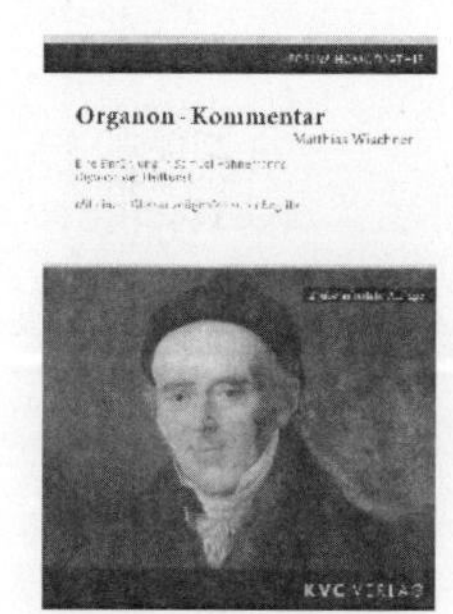

Matthias Wischner: *Organon-Kommentar* – Eine Einführung in Samuel Hahnemanns Organon der Heilkunst, 2. Auflage 2011

Matthias Wischner: *Was ist Homöopathie?* Fragen und Antworten zur Einführung, 2. Auflage 2012

Matthias Wischner: *Materia medica für Einsteiger* – 42 wichtige homöopathische Arzneimittel, 3. Auflage 2018